新生儿临床护理研究

王兴伟　莫志宇　蔡春琼◎著

吉林科学技术出版社

图书在版编目（CIP）数据

新生儿临床护理研究 / 王兴伟，莫志宇，蔡春琼著
. -- 长春 ：吉林科学技术出版社，2021.11
ISBN 978-7-5578-8977-7

Ⅰ．①新… Ⅱ．①王… ②莫… ③蔡… Ⅲ．①新生儿
—护理—研究 Ⅳ．①R174

中国版本图书馆 CIP 数据核字(2021)第 230399 号

新生儿临床护理研究

XINSHENGER LINCHUANG HULI YANJIU

著　王兴伟　莫志宇　蔡春琼
出 版 人　宛　霞
责任编辑　史明忠
幅面尺寸　185mm×260mm　1/16
字　　数　540 千字
印　　张　12.5
版　　次　2023 年 3 月第 1 版
印　　次　2023 年 3 月第 1 次印刷

出　　版　吉林科学技术出版社
发　　行　吉林科学技术出版社
地　　址　长春市净月区福祉大路 5788 号
邮　　编　130118
发行部电话/传真　0431-81629529　81629530　81629531
　　　　　　　　　81629532　81629533　81629534

储运部电话　0431-86059116

编辑部电话　0431-81629518
印　　刷　北京四海锦诚印刷技术有限公司

书　　号　ISBN 978-7-5578-8977-7
定　　价　75.00 元

前　言

　　儿童是人类的希望、社会的未来，儿童的身心健康决定了一个民族的兴衰，儿童疾病是影响儿童健康的主要因素，对疾病而言，主要的是诊断和治疗。只有诊断明确了才能有正确的治疗，才能使身体早日康复。随着科学技术的迅猛发展，医学也发生了日新月异的变化，儿科疾病的理论和诊断技术也有了很大的提高。应用先进的诊断技术和治疗方法对小儿疾病给以及时的、正确的治疗，以促进小儿早日康复并健康地发育成长，是广大儿科工作者的神圣职责。本书在编写过程中参考了国内外相关文献，将最新的诊疗方法编入，力求反映本专业的最新动态。本书条理清晰，重点突出，内容紧密结合临床，实用性强，既有一定深度和广度，又有实际应用价值，结合了编者的学术创见，是一本实用性较强的读物，主要适用于儿科医师、进修医生、医学院校学生学习，也可供儿科研究生参考。

　　本书简单介绍了小儿生长发育规律、小儿保健及营养和诊疗原则；详细介绍了新生儿疾病、小儿营养障碍性疾病、病毒性传染病及细菌性传染病、结核病、寄生虫病、遗传代谢性疾病、免疫系统疾病等多种系统疾病的病因、临床表现、辅助检查以及治疗方法。从基础理论到临床诊疗，进行了系统而深入的阐述，编写中，我们力求知识先进、实用、具体、简明。

目 录

第一章 生长发育

第一节 生长发育规律及其影响因素

生长发育是从受精卵到成人期的整个过程，是小儿不同于成人的重要特点。生长发育是指小儿机体各组织、器官、系统形态的增长和功能成熟的动态过程。生长是小儿身体各器官、系统的增大和形态变化，是量的增加；发育是指细胞、组织、器官的完善与功能成熟的动态过程，是质的改变。生长和发育两者紧密相关，生长是发育的物质基础，而身体、器官、系统的发育成熟状况又反映在生长的量的变化上，两者不可截然分开。临床上常把生长发育简称为发育。

一、生长发育规律

人体各器官、系统生长发育的速度和顺序都按一定的规律进行，儿科临床工作者必须充分熟悉这些规律性，以便对小儿的生长发育状况做出正确的评价，从而提出具体的指导措施。

（一）生长发育的一般规律

1. 由上到下。小儿先抬头，后挺胸，再会坐、立、行走。
2. 由近到远。先躯干发育，尔后四肢。
3. 由粗到细。先手掌抓握，后手指拾取物品。
4. 由简单到复杂。先会画直线，后会画圈、画人。
5. 由初级到高级。先感性认识，后发展到记忆、思维、分析、判断事物。

（二）生长发育是连续的过程

生长发育在整个小儿时期不断进行，但各年龄阶段生长发育的速度不同，如体重和身长在出生后第 1 年，尤其在前 3 个月增加最快，出现出生后的第 1 个生长高峰；第 2 年以后生长速度逐渐减慢，到青春期生长速度又加快，出现第 2 个生长高峰。

（三）各系统器官发育不平衡

小儿各系统的发育速度不一，并有各自的特点。神经系统发育先快后慢，出生后 2 年内发育较快，以后逐渐减慢；淋巴系统在儿童期生长迅速，于青春期前达到高峰，以后逐渐达到成人水平；生殖系统发育较晚。其他如心、肝、肾、肌肉等系统的增长基本与体格生长平行。

（四）个体差异

小儿生长发育须按一定的规律发展，但在一定范围内受遗传、营养、性别、环境、教育等的影响而存在相当大的个体差异，因此，任何正常值都不是绝对的，必须考虑影响个体的不同因素，根据每一个小儿发育的具体情况才能做出正确的判断。

二、影响生长发育的因素

（一）遗传因素

小儿生长发育的特征、潜力、趋向等均受父母双方遗传因素的影响。种族和家族的遗传信息影响深远，如皮肤、头发的颜色、面部特征、身材高矮、性成熟的早迟以及对疾病的易感性等都与遗传有关。遗传代谢缺陷病、内分泌障碍、染色体畸变等都可严重影响小儿的生长发育。

（二）环境因素

1. 营养。小儿的生长发育必须有充足的营养物质供给、合理的搭配，才能使生长潜力得到最好的发挥。宫内营养不良的胎儿不仅体格生长落后，还严重影响脑的发育；出生后营养不良，特别是第 1~2 年内的严重营养不良，可影响体重的增长，使机体的免疫、内分泌和神经等调节功能低下，甚至影响到成人的健康。

2. 性别。男孩和女孩的生长发育各有其规律与特点，如女孩的青春期开始较男孩早 1~2 年，但其最终平均生长指标却较男孩低，这是因为男孩青春期虽然开始较晚，但其延续时间较女孩长，故最终体格发育明显超过女孩，故在评估小儿生长发育水平时应分别按男孩、女孩标准进行。

3. 疾病。疾病对生长发育的影响十分明显，急性感染性疾病常使体重减轻；长期慢性疾病则影响体重和身高的发育；内分泌疾病常引起骨骼生长和神经系统发育迟缓、先天性心脏病、肾小管酸中毒、糖原累积病等先天性疾病对生长发育的影响更为明显。

4. 孕母情况。胎儿在宫内的发育受孕母的生活环境、营养、情绪和疾病等各种因素的影响。妊娠早期的病毒感染可导致胎儿先天畸形；孕母严重营养不良可引起流产、早产和胎儿体格生长以及脑的发育迟缓；孕母受到某些药物、放射线辐射、环境毒物和精神创伤等影响者，可导致胎儿发育受阻。

5. 家庭和社会环境。良好的居住环境，如阳光充足、空气新鲜、水源清洁、无噪声、住房宽敞、健康的生活习惯和科学的护理、正确的教养和体育锻炼、完善的医疗保健服务等都是保证儿童生长发育达到最佳状态的重要因素。近年来，社会环境对儿童健康的影响引起高度关注。自两伊战争以来，伊拉克儿童健康状况急剧下降是社会环境影响儿童健康的最好例证。

综上所述，遗传决定了生长发育的潜力，这种潜力又受到众多外界因素的作用与调节，两方面共同作用的结果决定了每个小儿的生长发育水平。作为儿科医师必须充分熟悉这些因素的作用，正确判断和评价小儿生长发育情况，及时发现问题，查明原因并予以矫正，以保证其正常生长发育。

第二节 体格及牙齿、骨骼、生殖系统生长发育

一、体格生长

临床上常用的体格生长指标有体重、身长（高）、坐高（顶臀长）、头围、上臂围和皮下脂肪等。

（一）体重

体重为各器官、系统、体液的总重量，是反映儿童生长与营养状况的重要指标，也是儿科临床医师作为计算药量、输液量和热量的依据之一。

新生儿出生体重与胎次、胎龄、性别和宫内营养状况有关。根据我国某城区调查结果显示，男婴平均出生体重为（3.33±0.39）kg，女婴为（3.24±0.39）kg，与世界卫生组织（WHO）的参考值相近（男为3.33kg，女为3.2kg）。

小儿体重的增长不是等速的，年龄越小、增长速率越快，出生至6个月呈现第1个生长高峰期。出生后前3个月增加700~800g/月，其中第1个月可达1000g；4~6个月增加

500~600g/月；7~12 个月增加 300~400g/月。因此，出生后 3 个月的婴儿体重约为出生时的 2 倍（约 6kg），1 岁时婴儿体重约为出生时的 3 倍（约 9kg），2 岁时体重约为出生时的 4 倍（约 12kg）。2 岁至青春前期体重增长减慢，年增长约 2kg。进入青春期后，由于性激素和生长激素的协同作用，体格生长又复加快，出现第 2 个生长高峰期，持续 2~3 年。

小儿体重可按以下公式计算：

<6 个月龄：体重（kg）= 出生体重（kg）+月龄×0.7

7~12 月龄：体重（kg）= 6（kg）+月龄×0.25

2 岁至青春期前：体重（kg）= 年龄×2+8（kg）

同年龄、同性别的正常小儿体重差异一般在 10%，如果体重增长过多，超过一定范围应考虑肥胖症，低于一定范围则应考虑营养不良等疾病。

测量方法：使小儿排空大小便，脱去小儿衣帽，矫正体重计指针为 "0"。新生儿和婴儿用磅秤，精确读数到 10g，儿童用 50kg 的拉杆秤，精确读数到 50g。

（二）身长（高）

身长指头顶到足底的垂直长度。是反映骨骼发育的一个重要指标。

身长增长与种族、遗传、营养、内分泌、运动和疾病等因素有关，身长的增长规律与体重相似，年龄越小增长速度越快。

小儿出生时身长平均为 50cm，出生后第 1 年增长最快，约为 25cm，1 岁时约 75cm。第 2 年生长速度增长减慢，全年增加 10~12cm，即 2 岁时身长约 85~87cm。2 岁以后身长增长平稳，每年增长 6~7cm。2~12 岁身长的估算公式为：

$$身长（cm）= 年龄×7+70（cm）$$

测量方法：小于 3 岁小儿使用卧式测板，面部朝上，两腿伸直，头顶及足底接触测板的两端，所得长度为身长，精确读数到 0.1cm。3 岁以上儿童使用身长计测量，精确读数到 0.1cm。立位测量与仰卧位测量值相差 1~2cm。

身长在进入青春早期时出现第 2 个增长高峰，其增长速度是儿童期的两倍。女孩进入青春期较男孩约早两年，故女孩在 10~13 岁时常较同龄男孩高；男孩的青春发育期虽开始晚，而持续时间较女孩长，故男孩最终成人身高通常较女孩高。

组成身长的头、脊柱和下肢等各部分的增长速度是不一致的，出生后第 1 年头部生长最快，脊柱次之；至青春期时下肢增长最快。故头、躯干和下肢在各年龄期所占身高的比例不同。有些疾病可造成身体各部分的比例失常，这就需要测量上部量（从头顶至耻骨联合上缘）和下部量（从耻骨联合上缘至足底）以帮助判断。初生婴儿上部量>下部量（中点在脐上）；随着下肢长骨的增长，中点下移至脐下；6 岁时在脐与耻骨联合上缘之间，

12 岁时即位于耻骨联合上缘，即上、下部量相等。身长增加过快过多常见于巨人症，增加过慢过少常见于侏儒症。

（三）坐高

由头顶到坐骨结节的高度，小于 3 岁儿童取仰卧位测量，称为顶臀长。坐高的增长代表头颅与脊柱的发育。

（四）头围

头围与脑和颅骨的发育密切相关，胎儿期脑发育居全身各系统的领先地位，故出生时头围较大，约 33~34cm。第 1 年全年增加约 12cm，故 1 岁时头围约 46cm。第 2 年头围增长渐慢，2 岁时头围约 48cm，5 岁时约为 50cm，15 岁时头围接近成人，为 54~58cm。头围测量在 2 岁内最有价值。头围较小常提示脑发育不良，头围过大、增长过速常提示脑积水。

测量方法：使用软尺紧贴头皮，经眉弓上方突出处至枕后结节最高点绕头一周的长度。精确读数到 0.1cm。

（五）胸围

胸围的大小与肺和胸廓的发育有关。出生时胸围平均为 32cm，比头围小 1~2cm，1 岁左右胸围等于头围。1 岁以后胸围应逐渐超过头围，其差数约等于小儿的岁数减 1。胸廓变形常见于佝偻病、先天性心脏病等。

根据我国某城区体格生长的衡量数字显示男童头、胸围相等的时间是 15 个月龄，提示我国儿童胸廓发育较落后，除营养因素外，可能与不重视上肢与胸廓锻炼有关。婴儿期锻炼上肢与胸廓发育的好方法是适度的啼哭和被动体操。

测量方法：使用软尺沿乳头下缘至肩胛骨下缘绕胸一周的长度，取呼、吸的平均值。精确读数到 0.1cm。

（六）上臂围

上臂围值代表上臂肌肉、骨骼、皮下脂肪发育水平，反映了小儿的营养状况。1 岁以内上臂围增长迅速，1~5 岁期间增长缓慢。在无条件测体重和身高的情况下，小于 5 岁小儿可测量上臂围以反映其营养状况：大于 13.5cm 为营养良好；12.5~13.5cm 为营养中等；小于 12.5cm 为营养不良。

二、骨骼和牙齿的生长发育

（一）骨骼发育

1. 头颅骨。颅骨随脑的发育而增长，可根据头围大小、囟门闭合早晚等来衡量颅骨的发育。前囟对边中点连线长度在出生时为 1.5~2.0cm，以后随颅骨发育而增大，6 个月后逐渐骨化而变小，在 1~1.5 岁时闭合；后囟在出生时已很小或已闭合，最迟于生后 2~3 个月闭合。前囟检查在儿科临床很重要，早闭或过小见于小头畸形；闭合过晚或过大常见于佝偻病、先天性甲状腺功能减低症等；前囟饱满常见于颅内压增高，如脑积水、脑炎、脑膜炎、脑肿瘤等疾病，而凹陷则常见于极度消瘦或脱水患儿。

2. 脊柱。脊柱的增长反映脊椎骨的发育。生后第 1 年脊柱增长快于四肢，1 岁以后四肢增长快于脊柱。新生儿出生时脊柱仅呈轻微后凸；3 个月左右随着抬头动作的发育出现颈椎前凸；6 个月后能坐时出现胸椎后凸；1 岁左右开始行走时出现腰椎前凸；至 6~7 岁时这 3 个脊椎自然弯曲才为韧带所固定。生理弯曲的形成与坐姿、直立姿势有关，小儿期应注意保持坐、立、走的正确姿势和选择适宜的桌椅，以保证儿童脊柱的正常形态和发育。

3. 长骨的发育。长骨的生长和成熟与体格生长有密切关系。长骨干骺端的骨化中心按一定的顺序和部位有规律地出现，可以反映长骨的生长发育成熟程度。通过 X 线检查，长骨骨骺端骨化中心的出现时间、数目、形态变化及其融合时间，可判断骨骼发育情况。一般摄左手 X 线片，了解其腕骨、掌骨、指骨的发育。腕部出生时无骨化中心，其出生后的出现顺序为：头状骨、钩骨（3 个月左右）；下桡骨（约 1 岁）；三角骨（2~2.5 岁）；月骨（3 岁左右）；大、小多角骨（3.5~5 岁）；舟骨（5~6 岁）；下尺骨骺（6~7 岁）；豆状骨（9~10 岁）。10 岁时出齐，共 10 个。故 11~9 岁腕部骨化中心的数目（称为骨龄）约为其岁数加 1。临床上常测定骨龄以协助诊断某些疾病，如生长激素缺乏症、甲状腺功能减低症、肾小管酸中毒时明显落后；中枢性性早熟、先天性肾上腺皮质增生症则常超前。

（二）牙齿的发育

牙齿的发育与骨骼有一定关系。人的一生有两副牙齿，即乳牙（共 20 个）和恒牙（共 32 个）。小儿出生后 4~10 个月乳牙开始萌出，12 个月尚未出牙者可视为异常。出牙顺序如图 1-1 所示：

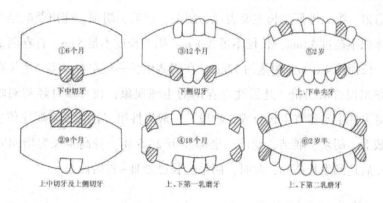

图 1-1 乳牙萌出顺序

一般于 2~2.5 岁出齐。2 岁以内乳牙的数目约为月龄减 4~6。6 岁左右开始萌出第 1 颗恒牙即第 1 磨牙，位于第 2 乳磨牙之后；7~8 岁时，乳牙按萌出先后逐个脱落代之以恒牙，12 岁左右萌出第 2 磨牙；18 岁以后出现第 3 磨牙（智齿），但也有终身不出此牙者，恒牙一般在 20~30 岁时出齐。

出牙为生理现象，但个别小儿可有低热、流涎、睡眠不安、烦躁等症状。牙齿的健康生长与蛋白质、钙、磷、氟以及维生素 A、维生素 C、维生素 D 等营养素和甲状腺激素有关。食物的咀嚼有利于牙齿生长。较严重的营养不良、佝偻病、甲状腺功能减低症、21-三体综合征患儿，可有出牙迟缓、顺序颠倒、牙质差等情况。

三、生殖系统发育

生殖系统发育分胚胎期性分化和青春期生殖器官、第二性征及生殖功能生长两个过程。胚胎期性分化从受精卵开始，Y 染色体短臂决定胚胎的基因性别，在 H-Y 基因控制下原基生殖腺的髓层细胞迅速增殖，胚胎 5~6 周时形成胎儿睾丸，8~12 周形成附睾、输精管、精囊、前列腺芽胚。46XX 的合子因无 H-Y 基因，原基生殖腺髓层退化，胎儿 12 周后形成卵巢、输卵管、子宫。生殖系统的发育通过下丘脑-垂体促性腺激素-性腺轴（HPGA）调节。

青春期生长的年龄与第二性征出现顺序有很大的个体差异。性早熟（Precocious Puberty）指女孩在 8 岁以前、男孩 10 岁以前出现第二性征，即青春期提前出现；女孩 14 岁以后、男孩 16 岁以后无第二性征出现为性发育延迟。

（一）男性生殖系统发育

男性生殖器官包括睾丸、附睾、阴茎的形态、功能和第二性征。出生时男婴睾丸大多已降至阴囊，约 10% 男婴的睾丸尚位于下降途中某一部位，一般 1 岁内都下降到阴囊，少数未降者称隐睾。第二性征生长主要表现为阴毛、腋毛、胡须、变声及喉结的出现。青春期以前睾丸体积不超过3.0ml，长径不足2.0cm，阴茎长度不足5cm。青春期睾丸体积18ml（12~20ml），长径约4.0cm，阴茎约12cm。在阴茎生长一年左右或第二生长高峰之后（青春中期）男孩出现首次遗精，是男性青春期的生理现象，较女孩月经初潮晚约两年。按Tanner分期将男性生殖器官生长分成5阶段。一般男性第二性征发育顺序依次是睾丸、阴茎、阴毛、腋毛、胡须、喉结、变声，全部经历2~5年。身高生长突增同时阴茎增大或睾丸增大两年后达到生长高峰，此时，阴毛生长已处Ⅲ~Ⅳ阶段。

（二）女性生殖系统发育

女性生殖器官包括卵巢、子宫、输卵管、阴道的形态、功能发育和第二性征发育。一般女孩第二性征发育顺序依次是乳房、阴毛、初潮、腋毛。青春前期卵巢发育非常缓慢。青春期卵巢从原来的纺锤体状开始迅速增长逐渐成圆形，性功能开始发育。月经初潮时卵巢尚未完全成熟，重量仅为成人的1/3；性功能随卵巢成熟逐渐完善。月经初潮是性功能发育的主要标志，大多在乳房发育一年后（Ⅲ~Ⅳ阶段）或身长高峰之后。女性乳房发育按Tanner分期亦可分为5阶段。X染色体任何部分缺失均可导致卵巢发育不良。

第三节　神经心理发育及评价

小儿神经、心理功能的发育是在神经系统生长成熟的基础上进行的。包括感知、运动、语言、情感、思维、判断和意志性格等方面，除先天遗传因素外，小儿的神经心理发育健康与否与其所处的环境和受到教养水平的关系尤为密切。

一、神经系统的发育

神经系统的发育在胎儿期领先于其他各系统。新生儿脑重平均为370g，占体重的10%~12%；已达成人脑重（约1500g）的25%左右。出生后第1年脑的生长发育特别迅速，1岁时脑重达900g，为成人脑重的60%；4~6岁时脑重已达成人脑重的85%~90%。新生儿大脑已有全部主要的沟回，但皮层较薄、沟裂较浅，神经细胞数目已与成人相同。出生后脑重的增加主要由于神经细胞体积增大和树突的增多、加长以及神经髓鞘的形成和发育；3岁时神经细胞分化已基本完成，8岁时接近成人。神经纤维髓鞘化到4岁时才完成，故在婴儿期各种刺激引起的神经冲动传导缓慢，且易于泛化，不易形成兴奋灶，易使其疲劳而进入睡眠状态。

　　胎儿的脊髓发育相对较成熟，出生后即具有觅食、吸吮、吞咽、拥抱、握持等一些先天性反射和对强光、寒冷、疼痛等的反应。脊髓随年龄而增长、加长。脊髓下端在新生儿时期位于第 2 腰椎下缘；4 岁时上移至第 1 腰椎，故做腰椎穿刺时应注意选择部位，以免造成脊髓损伤。新生儿和婴儿肌腱反射较弱，腹壁反射和提睾反射也不易引出，到 1 岁时才稳定。3~4 个月前小儿肌张力较高，Kernig 征可为阳性，2 岁以下小儿 Babinski 征呈阳性亦可为生理现象。

二、感知、运动、语言的发育

　　婴、幼儿神经心理的发育反映在日常生活行为中，此期的发育也称行为发育；2~3 岁以后出现更多的智能活动。

（一）感知的发育

　　感知是通过各种感觉器官从环境中有选择性地取得信息的能力，其发育对其他能区的发育起重要促进作用。

　　1. 视觉。新生儿已有视觉感应功能，瞳孔有对光反应；不少新生儿有眼球震颤的现象，3~4 周后自行消失。由于对晶体的调节功能和眼外肌反馈系统发育未完善，新生儿视觉只有在 15~20cm 距离处最清晰，在安静清醒状态下可短暂注视物体。1 个月可凝视光源，开始有头眼协调，头可跟随移动的物体在水平方向转动 90°；3~4 个月时喜看自己的手，头眼协调较好，可随物体水平转动 180°；6~7 个月时目光可随上下移动的物体呈垂直方向转动，并可改变体位、协调动作，能看到下落的物体，喜欢红色等鲜艳明亮的颜色；8~9 个月时开始出现视深度感觉，能看到小物体；18 个月时已能区别各种形状；2 岁时可区别垂直线与横线，5 岁时可区别各种颜色。

　　2. 听觉。听力与儿童的智能发育有关。出生时鼓室无空气，听力差。生后 3~7 日听觉已相当良好；3~4 个月时头可转向声源，听到悦耳声时会微笑；7~9 个月时能确定声源，区别语言的意义；13~16 个月时可寻找不同高度的声源，听懂自己的名字；4 岁时听觉发育完善。

　　3. 味觉和嗅觉发育。小儿的嗅觉出生时已发育成熟，闻到乳味就会寻找乳头，对甜与酸等不同味道可产生不同的反应；3~4 个月时能区别愉快与不愉快的气味；4~5 个月对食物的微小改变已很敏感，为味觉发育关键时刻，此期应适时添加各类辅食，使其习惯不同味道的食物。7~8 个月开始对芳香气味有反应。

　　4. 皮肤感觉的发育。皮肤感觉包括触觉、痛觉、温度觉、深感觉等。触觉是引起某些反射的基础，新生儿眼、口周、手掌、足底等部位的触觉已很灵敏，触之即有反应，如瞬眼、张口、缩回手足等，而前臂、大腿、躯干则较迟钝。新生儿已有痛觉，但较迟钝；第2个月起才逐渐改善。出生时温度觉就很灵敏，尤其对冷的反应，如一离开母体环境，温度骤降就啼哭；3个月时已能区分31.5℃与33℃的水温差别；2~3岁时能通过接触区分物体的软、硬、冷、热等属性；5岁时能分辨体积相同、重量不同的物体。

（二）运动的发育

运动发育或称神经运动发育，可分为大运动（包括平衡）和细运动两大类。运动的发育既依赖于感知等的参与，又反过来影响其他能区及情绪的发育。

1. 平衡与大运动。

（1）抬头：新生儿俯卧时能抬头1~2秒；3个月时抬头较稳；4个月时抬头很稳，并能自由转动。

（2）坐：新生儿腰肌无力，至3个月扶坐时腰仍呈弧形；6个月时能双手向前撑住独坐；8个月时能坐稳，并能左右转身。

（3）爬：新生儿俯卧位时已有反射性的匍匐动作；2个月时俯卧能交替踢腿；3~4个月时可用手撑起上身数分钟；7~8个月时可用手支撑胸腹，使上身离开床面，有时可在原地转动身体；8~9个月可用双上肢向前爬；12个月左右爬时手膝并用；18个月左右可爬上台阶。从小学习爬的动作有助于胸部和臂力的发育，扩大接触周围事物的机会。

（4）站、走、跳：新生儿双下肢直立时稍可负重，可出现踏步反射和立足反射；5~6个月扶立时双下肢可负重，并上下跳动；8个月时可扶站片刻，10个月时可扶走，11个月时可独自站立片刻；15个月可独自走稳；18个月时可跑步和倒退行走；24个月时可双足并跳；30个月时会独足跳1~2次。

2. 细动作。手指精细运动的发育过程为：新生儿两手紧握拳；3~4个月时握持反射消失，可自行玩手，看到物体时全身乱动，并企图抓扒；6~7个月时出现换手与捏、敲等探索性动作；9~10个月时可用拇、示指拾物，喜撕纸；12~15个月时学会用匙，乱涂画；18个月时能垒2~3块积木；2岁时可垒6~7块积木，并会翻书。

（三）语言的发育

语言是人类特有的高级神经活动，用以表达思维、观念等心理过程，与智能关系密切，是儿童全面发育的标志。语言的发育要经过发音、理解和表达3个阶段。新生儿已会哭叫，以后咿呀发音，逐渐听懂别人的话。当婴儿说出第一个有意义的字时，意味着他真正开始用语言与人交往。一般1岁时开始会说单词，以后可组成句子，先会用名词，尔后才会用动词、代名词、形容词、介词等；从会讲简单句子到复杂句子。

（四）心理活动的发展

人的心理活动包括感觉、记忆、思维、想象、情绪、性格等众多方面。初生小儿不具有心理现象，待条件反射形成时标志着心理活动发育的开始，且随年龄的增长，一直处于不断发育的过程中。了解不同年龄小儿的心理特征，对保证小儿心理活动的健康发展十分重要。

1. 注意的发展。注意是认知过程的开始。注意力分为无意注意和有意注意，前者是在感知发育基础上自然发生的；后者是自觉的、有目的的。婴儿期以无意注意为主，随着年龄的增长、语言的丰富和思维能力的发展，逐渐出现有意注意。5~6岁后儿童能较好地控制自己的注意力。

2. 记忆的发展。记忆是将所学得的信息贮存和"读出"的神经活动过程，可分为感觉、短暂记忆和长久记忆3个不同的系统。长久记忆又分为再认和重现两种，再认是以前感知的事物在眼前重现时能被认识，重现是以前感知的事物虽不在眼前重现，但可在脑中出现，即"被想起"。1岁内婴儿只有再认而无重现，随年龄的增长，重现能力亦增强。幼年儿童只按事物的表面性质记忆信息，即以机械记忆为主，而不能抽象概念化，随着年龄的增加和理解、语言、思维能力的加强，小儿有意识的逻辑记忆开始逐渐发展。

3. 思维的发展。思维是心理活动的高级形式。思维分为具体形象思维和抽象概括的逻辑思维两种，前者依据具体事物的形象联想进行，后者以概念、判断、推理进行。1岁以后的小儿开始产生思维。在3岁以前只有最初级的思维形式，即直觉活动思维，思维与客观物体或行动联系在一起，如拿玩具汽车边推边说"汽车来了"；3岁以后儿童生活范围扩大，开始有了初步抽象概括性思维；6~11岁以后儿童逐渐学会综合分析、分类比较等抽象思维方法，具有进一步独立思考的能力。

4. 想象的发展。想象也是一种思维活动。新生儿无想象能力；1~2岁儿童仅有想象的萌芽，如模仿妈妈给布娃娃喂饭；3岁后儿童随经验和语言的发展，已有初步有意想象，如将几个布娃娃放在一起，设想是妈妈、弟弟和自己等。学龄前期儿童仍以无意想象为主，有意想象和创造性想象到学龄期才迅速发展。

5. 意志的发展。小儿初生时没有意志，随着语言、思维的发展，婴幼儿开始有意识行动，年龄渐长，语言思维发展越深入，社会交往越多，在成人教育的影响下，意志逐步形成和发展。积极的意志品质有自觉、坚持、果断、自制等特性；消极的意志品质则表现为依赖、顽固和易冲动等品性。在日常生活、游戏和学习过程中应注意培养儿童的积极意志，增强其自制能力、责任感和独立性。

6. 情绪、情感的发展。情绪是人体对事物情景或观念所产生的主观体现和表达。外界环境对情绪的影响甚大，新生儿因出生后不易适应宫外环境，较多处于消极情绪中，表现为不安、啼哭；而哺乳、抱、摇、抚摸等则可使其情绪愉快。婴幼儿情绪表现的特点，常为时间短暂，反应强烈，容易变化，易冲动，等等。随着年龄的增长，儿童对不愉快因素的耐受性逐渐增加，能够有意识地控制自己，情绪逐渐趋向稳定。情感是在情绪的基础上产生的对人、对物的关系的体验。幼儿期的小儿已有高级情绪初步发展，可区分好与不好、喜欢与不喜欢；随年龄的增长和与周围人交往的增加，儿童对客观事物的认识逐步深化，情感也日益分化，产生信任感、安全感、同情感、友谊感、荣誉感等。

7. 个性和性格的发展。个性是每个人处理环境关系的心理活动的综合模式，包括思想方法、情绪反应、行为风格等。婴儿期由于一切生理需要均依赖成人，逐渐建立对亲人的信赖感。幼儿时期已能独立行走，说出自己的需要，故有一定的自主感，但又未脱离对亲人的依赖，常出现违拗言行与依赖行为相交替现象。学龄前期小儿生活基本能自理，主动性增强，但主动行为失败时易出现失望和内疚。学龄期开始正规学习生活，重视自己勤奋学习的成就，如不能发现自己的学习潜力将产生自卑心理。青春期体格生长和性发育开始成熟，社交增多，心理适应能力加强但容易波动，在感情问题、伙伴问题、职业选择、道德评价和人生观等问题上处理不当时，易发生性格变化。性格一旦形成即有相对稳定性，故家长、老师和社会的关切爱护和正确引导对青春期少年建立优秀品质十分重要。

8. 早期的社会行为。儿童的社会行为是各年龄阶段相应心理功能发展的综合表现。智能的判断很大程度上基于社会行为的成熟状况。小儿社会行为与家庭经济、文化水平、育儿方式、小儿性格、性别、年龄等有关。

新生儿对成人的声音和触摸可产生反应，包括看、听、表现安静和愉快等。2~3个月时小儿以笑、停止啼哭、伸手等行为以及眼神和发音表示认识父母。3~4个月的婴儿开始出现社会反应性的大笑，这是小儿早期参加游戏的表现；此期小儿能发现和玩弄自己的手指、脚等。7~8个月的小儿可表现出认生（避开眼光、皱眉、哭、紧偎母亲等），对玩具发声（笑、尖叫、模仿声音等），自喂饼干，寻找落下或被当面遮藏的东西。9~12个月时是认生的高峰，可表演拍手游戏、做再见等许多面部表情。12~13个月小儿喜欢玩变戏法和躲猫猫游戏。18个月的儿童逐渐有自我控制能力，成人在附近时可独自玩很久，易发脾气，开始表现违拗性。2岁时不再认生，易与父母分开，喜玩扮演父母角色的游戏。3岁后可与小朋友做游戏，能遵守游戏的规则，玩耍中常出现新的行为和词汇，逐渐可区别一些抽象概念，如近与远、快与慢等（见表1-1）。

表 1-1 小儿运动、语言、神经心理发育过程

年龄	粗、细动作	语言	适应周围人物的能力与行为
新生儿	无规律、不协调动作；紧握拳	能哭叫	铃声使全身活动减少
2个月	直立及俯卧位时能抬头	发出和谐的喉音	能微笑，有面部表情；眼随物转动
3个月	仰卧位变为侧卧位；用手摸东西	咿呀发音	头可随看到的物品或听到的声音转动180°；注意自己的手
4个月	扶着髋部时能坐；可在俯卧位时用两手支撑抬起胸部；手能握持玩具	笑出声	抓面前物体；自己玩弄手，见食物表示喜悦；较有意识地哭和笑
5个月	扶腋下能站得直；两手各握一玩具	能喃喃地发出单词音节	伸手取物；能辨别人声；望镜中人笑
6个月	能独坐一会儿；用手摇玩具		能认识熟人和陌生人；自拉衣服；自握足玩
7个月	会翻身；自己独坐很久；将玩具从一手换入另一手	能发"爸爸""妈妈"等复音，但无意识	能听懂自己的名字；自握饼干吃
8个月	会爬；会自己起来、躺下去；会扶着栏杆站起来；会拍手	重复大人所发简单音节	注意观察大人的行动；开始认识物体；两手会传递玩具
9个月	试独站；会从抽屉中取出玩具	能懂几个较复杂的词句，如"再见"等	看见熟人会伸手要人抱；或与人合作做游戏
10~11个月	能独站片刻；扶椅或推车能走几步；拇、示指能对指拿东西	开始用单词，一个单词表示很多意义	能模仿成人的动作；招手、再见；抱奶瓶自食
12个月	独走；弯腰拾东西；会将圆圈套在木棍上	能叫出物品的名字，如灯、碗；指出自己的手、眼	对人和事物有喜憎之分；穿衣能合作；用杯喝水
15个月	走得好；能蹲玩；能叠方木	能说出几个词和自己的名字	能表示同意、不同意
18个月	能爬台阶；有目标地扔皮球	能认识和指出身体各部分	会表示大小便；懂命令；会自己进食

续表

年龄	粗、细动作	语言	适应周围人物的能力与行为
2岁	能双脚跳；手的动作更准确；会用勺子吃饭	会说2~3个字构成的句子	能完成简单的动作，如拾起地上的物品；能表达喜、怒、怕、懂
3岁	能跑；会骑三轮车；会洗手、洗脸；脱、穿简单衣服	能说短歌谣，数几个数	能认识画上的东西；认识男、女；自称"我"；表现自尊心、同情心、害羞
4岁	能爬梯子；会穿鞋	能唱歌	能画人像；初步思考问题；记忆力强、好发问
5岁	能单腿跳；会系鞋带	开始识字	能分辨颜色；数十个数；知物品用途及性能
6~7岁	参加简单劳动，如扫地、擦桌子、剪纸、泥塑、结绳等	能讲故事；开始写字	能数几十个数；可简单加减；喜独立自主

三、小儿神经心理发育的评价

儿童神经心理发育的水平，可以反映儿童在感知、运动、语言和心理等过程中的各种能力，对这些能力的评价称为心理测试。心理测试没有诊断疾病的意义，仅能判断儿童神经心理发育的水平。心理测试须经专门训练的专业人员根据实际需要选用，不可滥用。

（一）能力测试

1. 筛查性测验。

（1）丹佛发育筛查法（DDST）：DDST主要用于6岁以下儿童的发育筛查，实际应用时对4.5岁以下的儿童较为实用。测试内容分为大运动、细运动、语言、个人适应性行为四个能区。

（2）绘人实验：适用于5~9.5岁的儿童，要求被测儿童依据自己的想象绘一全身正面人像，以身体部位、各部比例和表达方式的合理性计分。

（3）图片词汇测试（PPVT）：适用于4~9岁儿童的一般智能筛查。PPVT的工具是120张图片，每张有黑白线条画4幅，测试者说一个词语，要求儿童指出所在图片中相应的1幅画。测试方法简单，尤适用于语言或运动障碍者。

2. 诊断测验。

（1）Gesell 发育量表：适用于 4 周至 3 岁的婴幼儿，从大运动、细运动、个人-社会、语言和适应性行为 5 个方面测试，结果以发育商（DQ）表示。

（2）Bayley 婴儿发育量表：适用于 2~30 个月婴幼儿，包括精神发育量表、运动量表和婴儿行为记录。

（3）Stanford-Binet 智能量表：适用于 2~18 岁儿童。测试内容包括幼儿的具体智能（感知、认知、记忆）和年长儿的抽象智能（思维、逻辑、数量、词汇），用以评价儿童学习能力以及对智能发育迟缓者进行诊断及程度分类，结果以智商（IQ）表示。

（4）Wechsler 学前及初小儿童智能量表（WPPSI）：适用于 4~6.5 岁儿童。通过编制一整套不同测试题，分别衡量不同性质的能力，将得分综合后可获得儿童多方面能力的信息，较客观地反映学前儿童的智能水平。

（5）Wechsler 儿童智能量表修订版（WISC-R）：适用于 6~16 岁儿童，内容与评分方法同 WPPSI。

（二）适应性行为测试

智力低下的诊断与分级必须结合适应性行为的评定结果。国内多采用日本 S-M 社会生活能力检查，即婴儿-初中学生生活能力量表。此表适用于 6 个月至 15 岁儿童社会生活能力的评定。

第二章 儿童保健与疾病诊治原则

第一节 儿童保健

一、各年龄期儿童保健重点

（一）胎儿期及围生期保健

胎儿期保健（Health）是通过孕母保健来实现的。胎儿的发育与孕母的健康、营养、生活环境、情绪等密切相关。

1. 预防遗传性疾病及先天性畸形。禁止近亲结婚，重视婚前检查和遗传咨询，以减少遗传性疾病的发生；增强孕母抵抗力，预防妊娠早期感染病毒；孕妇避免接触放射性物质及铅、汞、苯、有机磷农药等化学毒物，孕妇勿吸烟、吸毒、饮酒；孕妇患病应在医生的指导下用药，勿滥用药物，如链霉素可引起耳聋、磺胺类药物对肝有损害等。

2. 保证充足营养。孕妇营养直接影响胎儿的生长发育。若妊娠后期孕妇营养不足，可造成低体重儿或脑发育不全及其他先天性疾病，应加强铁、钙、锌、维生素 D 等重要营养素的补充；但也要防止营养过剩而导致胎儿过大，影响分娩。

3. 重视产前检查。保持定期产前检查，加强对孕妇健康及胎儿生长发育的监测，对高危产妇除定期产前检查外，还应加强观察，一旦出现异常情况，应及时就诊，必要时可终止妊娠。

4. 重视妊娠并发症。预防流产、早产及异常产。

5. 给予良好的生活环境。注意劳逸结合；心情要愉快，保持良好的情绪；重视胎教；减少精神负担和心理压力。

（二）新生儿期保健

新生儿期，特别是出生后 1 周内的新生儿发病率和死亡率极高，保健工作更要加强。

1. 提高助产技术。防止新生儿窒息、产伤及感染；高危儿做好特殊监护。

2. 观察一般情况。如哭声、精神、面色、脐部、吃奶及排便等有无异常，并进行全身检查。

3. 加强护理。注意保温和皮肤清洁卫生，安排母婴同室，了解母乳分泌情况，指导母乳喂养。

4. 预防接种。接种卡介苗及乙肝疫苗。

5. 新生儿筛查。对先天性、遗传性疾病进行筛查。

6. 家庭访视。做好出院后家庭访视工作，指导定期体格检查，发现问题及时解决或治疗。

（三）婴幼儿期保健

1. 合理喂养。此期生长发育较为迅速，营养需要相对较多，但消化功能尚未成熟，易发生消化紊乱和营养性疾病。因此，应提倡纯母乳喂养 4~6 个月，按时添加辅食，适时断奶，合理安排幼儿饮食。

2. 预防接种。应做好计划免疫工作，按时进行预防接种。6 个月后，从母体获得的抗体逐渐消失，传染病的发病率会逐渐增加。

3. 安全防护。防止意外事故发生，如烫伤、刺伤、溺水、触电、车祸等。

4. 教育。实行早期教育，培养良好的道德品质和行为、卫生习惯。

5. 体检。定期做体格检查，做好生长发育监测，发现异常，及时纠正或治疗。

（四）学龄前期儿童保健

体格发育逐渐减慢，智力发展快，独立活动范围大，喜问、好模仿、求知欲强，是性格形成的关键时期。加强智能训练是该期的特点，注意想象力、思维能力和学习习惯的培养。参加集体生活，培养独立生活能力，养成热爱集体、热爱劳动的优良品德。此外，还要加强体格锻炼，做好预防接种，防止传染病和免疫性疾病的发生。

（五）学龄期及青春期保健

此期儿童求知欲强，是获取知识的重要时期，也是体格发育的第二个高峰期。加强智力开发，注意营养保健，加强体格锻炼及品德教育。保护视力，预防龋齿，防止免疫性疾病及结核病的发生，做好学校卫生保健工作。青春期要做好青少年期的生理、心理和性知识的教育，保证他们的身心健康。

二、培养良好的生活习惯

（一）睡眠习惯

保证小儿充足的睡眠时间，养成有规律的睡眠习惯，居室安静、光线柔和。睡眠时不摇、不抱、不拍、不讲惊恐或兴奋的故事，使其自然入睡。一般年龄越小，每天所需睡眠时间越多。儿童睡眠时间有个体差异。如儿童出现睡眠不安应及时就诊。

（二）进食习惯

从婴儿开始养成有规律的进食习惯，不吃零食，不偏食，细嚼慢咽，勿强迫进食，不要边玩边食，更不要暴饮暴食，定时、定量，培养独自进食习惯。

（三）卫生习惯

培养小儿良好的卫生习惯，定时洗澡、勤剪指甲、勤换衣服，不随地吐痰和大小便，不乱扔瓜果纸屑，不吃生冷食物，养成饭前便后洗手、饭后漱口等良好的卫生习惯。2岁半时会洗手；3岁会洗脸；5岁会梳头、洗澡、刷牙等。

（四）排便习惯

从婴儿开始训练按时大小便习惯。1岁左右训练定时坐盆排便，此时小儿会表示便意。2~3岁后一般夜间不再尿床，4~5岁后仍经常尿床，应寻找原因，进行治疗。

三、体格锻炼

体格锻炼是增强体质、提高免疫力、保证身体健康的重要因素。从出生后2周至1个月就可开始锻炼，随年龄循序渐进，锻炼方式方法按年龄大小、体质强弱而异。有条件的应充分利用新鲜空气、日光和水进行"三浴锻炼"。

（一）空气浴

主要是利用气温与体表温度的差异，作为刺激因子来锻炼身体，提高机体对气象变化的适应力。新鲜空气中含有充足的氧气，可促进人体的新陈代谢，小儿对冷热环境适应能力强，可减少呼吸道疾病的发生。空气浴从室内活动开始，逐渐过渡到室外活动，一般在饭后1~1.5小时后进行较好。1岁以内的婴儿可以结合皮肤抚触和按摩、被动操和主动操同时进行，较大儿童可与体操、游戏相结合。小儿活动时要暴露皮肤，但须注意气温。开始时气温一般为 20℃，每日 1~2 次，每次 2~3 分钟，逐步延长到冬季 20~25 分钟，夏季 2~3 小时，每隔 4~5 天下降 1℃。一般 3 岁以下的小儿和体弱儿，不低于 15℃ 为宜，3~7 岁可低至 12~14℃，学龄儿童低至 10~12℃。空气浴应在小儿精神饱满时进行，如遇天气骤变应暂停活动，同时应随时注意小儿反应，如有口唇发青、皮肤苍白等寒冷表现，应立即停止。身体虚弱者或急性呼吸道感染及其他疾病时禁做空气浴。

（二）日光浴

日光浴可使血管扩张，促进新陈代谢，日光中的紫外线可使皮肤中 7-脱氢胆固醇转变为维生素 D，可预防佝偻病。适用于 1 岁以上小儿，气温宜在 22℃ 以上，且无大风时进行，照射时间上午 9：00—11：00 或下午 3：00—6：00 为宜，开始每次持续时间为 3~5 分钟，逐渐延长到 15~20 分钟，不超过半小时。日光浴不宜空腹进行，饭后 1~1.5 小时后为宜。做日光浴时要戴上墨镜、白帽，以免日光损伤眼睛，防止头部受热中暑，方法是将身体大部分暴露在日光下，先晒背部，再晒胸腹部，一旦皮肤出现红斑或出汗过多应立即停止。

（三）水浴

水浴是利用水或水的温度对皮肤的刺激来进行锻炼的一种方法。水浴可以促进血液循环和新陈代谢，并能刺激体温的调节功能，增强人体对冷热温度的适应能力。根据不同年龄及体质差异应选择不同的水浴方法。

1. 温水浴。新生儿脐带脱落后即可进行，每日 1~2 次，水温保持在 37~37.5℃，沐浴时间为 7~12 分钟，洗后立即擦干，用预热的毛巾包裹好，防止受凉。

2. 擦浴。适用于 7~8 个月以上的婴儿，每日 1 次。室温保持在 16~18℃，开始时水温 32~34℃，待婴儿适应后，逐渐降至 26℃。用湿毛巾浸入水中，拧至半干先擦身，然后在四肢做向心性擦浴，再用干毛巾擦至皮肤微红。

3. 淋浴。适用于 3 岁以上儿童，每日 1 次，开始时水温 35~36℃，每隔 2~3 天降 1℃，幼儿可控制在 26~28℃，年长儿可降至 24~26℃，室温保持在 18~20℃。淋浴时水不可直冲头部，浴后用毛巾擦至全身皮肤微红。

4. 游泳。年长儿方可进行，必须有成人照顾，防止发生意外。

"三浴锻炼" 可同时进行，但必须结合小儿年龄、个体差异循序渐进，发现不良反应立刻停止。

（四）体育运动

1. 婴儿锻炼。有如下情况：①幼小和体弱儿，可采用推拿、按摩等方法进行；②2～6个月可做被动体操；③7～12个月，仍以被动体操为主，可逐渐改为主、被动体操。

2. 幼儿锻炼。有如下情况：①进行三浴锻炼；②简单的游戏活动；③体操锻炼，可进行主动体操和单、双杠操。

3. 学龄前儿童锻炼。有如下情况：①各种游戏活动，如传投球、打秋千、跳绳；②球类活动，如乒乓球、足球、篮球；③做体操、徒手操、器械操。

四、婴幼儿早期教育

指小儿出生至3岁前的教育。在脑发育的关键年龄阶段，有目的、有计划、有系统地根据小儿生理特点和心理发育规律，结合个体差异进行训练，可使小儿的感知觉、动作、语言、思维、记忆及想象力等不断发展，挖掘潜在能力，促进智能的发育。

早期教育应从新生儿期开始，如让新生儿听优美的音乐、看彩色的玩具等，可刺激新生儿视觉和听觉的发育。

语言是表达思维、观念的心理过程，与智能有直接关系。语言发育必须具备正常的发音器官、听觉和大脑语言中枢，但环境刺激也是不可缺少的条件，只有与周围人群进行语言交往，语言能力才能得以发展。语言发展经过发音、理解和表达三个阶段。新生儿会哭，2个月会发出和谐的喉音，3个月发"啊""咿"音，7～8个月发"爸爸""妈妈"音，9～24个月是理解语言的关键时期，2～4岁是表达语言的关键时期，因此，这一阶段小儿的语言训练十分重要。

早期教育不仅是让小儿提前学到一点知识，更重要的是刺激小儿智能发育，奠定小儿品德基础。例如，通过玩具、游戏、体格锻炼和自我服务等，刺激粗大运动和精细运动的发育；开展阅读图书、讲故事、手工、编制等开拓小儿智能，培养注意力、观察力、想象力、记忆力及思维能力等；增强小儿的社会交往和动手能力，把小儿培养成具有创新精神、意志坚强、道德品质高尚的人。

五、疾病的预防

疾病的预防分三级：一级预防（基础预防）是指小儿的营养指导、体格锻炼、培养良好的生活习惯及预防接种等；二级预防是指发病前的预防，如定期体格检查、对代谢缺陷病的早期筛查等，做到早诊断、早治疗；三级预防是小儿疾病的彻底治疗，防止并发症和后遗症的发生。疾病预防的重点是控制传染病的流行及管理。

（一）控制传染病流行的措施

1. 管理传染源。必须做到五早：早发现、早诊断、早报告、早隔离、早治疗。

（1）防病知识宣传：大力开展传染病知识的宣教，减少传染病的发生和流行。

（2）建立疫情报告制度：医务人员发现传染病应立即向上级防疫部门报告，并进行登记。

（3）消毒与检疫：对传染源的排泄物、分泌物以及被污染的物品和场所进行消毒，对接触者进行检疫，并采取预防措施。

2. 切断传播途径。根据各种传染病的不同传播途径，采取不同的措施，防止传染病发生及扩散蔓延。

（1）呼吸道传染病：保持室内空气新鲜，加强通风，防止飞沫传染，提倡戴口罩，定期进行空气消毒，流行期间不要去公共场所。

（2）消化道传染病：做好"三管一灭"（即管水、管食物、管粪便，消灭苍蝇），不吃生冷食物，饭前便后勤洗手，防止病从口入。

（3）虫媒传染病：开展爱国卫生运动，消灭蚊虫、老鼠等。

3. 保护易感人群。加强体格锻炼，做好预防免疫工作。免疫反应分非特异性和特异性两种，特异性免疫又分主动免疫和被动免疫两种。

（1）主动免疫：将减毒的或灭活的病原体、纯化的抗原和类毒素制成疫苗或菌苗接种到人体内，刺激机体自动产生抗体，称人工主动免疫；病愈后的患儿，可获得对该病的免疫力，称天然主动免疫。计划免疫就是对适龄儿童进行的主动免疫措施。

（2）被动免疫：将制备好的含抗体的血清或抗毒素注入易感儿或接触过患者的体弱儿体内，使机体迅速获得免疫能力，称为被动免疫。

（二）计划免疫

卫生部规定，婴儿在1岁内要完成卡介苗、脊髓灰质炎疫苗、百白破混合制剂、麻疹减毒疫苗、乙肝疫苗5种疫苗的接种。此外，根据流行地区和季节进行乙型脑炎疫苗、流行性脑脊髓膜炎疫苗、风疹疫苗、流感疫苗、甲型肝炎病毒疫苗等的接种。

1. 定义。计划免疫是根据小儿的免疫特点和传染病发生的情况制定的免疫程序，有计划地使用生物制品进行预防接种，以提高人群的免疫水平，达到控制和消灭传染病的目的。对15岁以下儿童按年龄进行全程足量基础免疫，并适时加强的免疫措施，称计划免疫（见表2-1）。

2. 注意事项。预防接种和药物注射一样，应做好各种准备工作，防止医疗事故发生。

（1）准备工作：首先要了解疫苗说明书的全部内容，询问小儿有无过敏史，做好消毒用具和抢救药品的准备工作。

表 2-1　小儿各种预防接种实施程序

预防病名	结核病	脊髓灰质炎	百日咳、白喉、破伤风	麻疹	乙型肝炎
免疫原	卡介苗（减毒活结核菌混悬液）	脊髓灰质炎减毒活疫苗	百日咳菌液、白喉类毒素、破伤风类毒素混合制剂	麻疹减毒活疫苗	乙肝疫苗
接种方法	皮内注射	口服	皮下注射	皮下注射	肌内注射
接种部位	左上臂三角肌上缘		上臂外侧	上臂三角肌	
接种次数	1	3（间隔 1 个月）	3（间隔 4～6 周）	1	3
每次剂量	0.1ml	1 粒	0.2～0.5ml	0.2ml	5 g
初种年龄	生后 2～3 天到 2 个月内	2 个月以上	3 个月以上	8 个月以上	出生时 2～6 个月
复种	*	4 岁时再服 1 粒	1.5～2 岁、7 岁各加强一次	7 岁时加强一次	1 岁时复查，免疫成功者 3～5 年加强；免疫失败者，重复基础紧接着免疫
注意点	2 个月以上婴儿接种前应做结核菌素试验，呈阴性才可接种	冷开水送服或含服，服用后 1 小时内禁用热开水		接种前 1 个月及接种后 2 周避免用胎盘球蛋白和丙种球蛋白	

注：*表示我国卫生部在 1997 年 8 月已通知停止复种卡介苗。

（2）禁忌证：急性传染病及恢复期，慢性消耗性疾病、活动性肺结核、先天性免疫缺陷疾病、肝肾疾病及发热的小儿均不能接种。

（3）接种要点：接种时应严格遵照说明书规定，掌握疫苗的接种方法、剂量、次数和间隔时间，严格遵守无菌操作，每人用一个注射器，防止交叉感染。

3. 接种反应及处理。免疫制剂是一种异体蛋白，注射后可使被接种者产生副作用。

但绝大多数人接种后反应轻微，个别人可出现严重反应。

（1）晕针：常在注射时或注射后数分钟内，出现心慌、虚弱感、胃部不适或轻度恶心、手足发麻等表现。立即使小儿平卧，头稍低，保持安静，喂糖水或温开水，必要时针刺人中、十宣等穴位，片刻即可恢复正常。

（2）过敏性休克：大多在注射后数秒或数分钟内，少数在半小时到2小时内，出现面色苍白、口周青紫、大汗淋漓、恶心呕吐、手足冰冷、呼吸困难、脉搏细数、血压下降等表现，此时应立即皮下或静脉注射 1:1000 肾上腺素 0.5~10ml（儿童 0.01~0.03mg/kg），并使小儿平卧，头稍低，给予吸氧、注意保暖，病情稍稳定后，迅速转院抢救。

（3）全身反应：主要表现为发热、头痛、食欲减退、恶心、呕吐、腹痛、腹泻，应密切观察病情变化，一般休息 1~2 日可以自愈。疫苗接种后体温 37.5~38.5℃ 的反应，一般不须处理，适当休息，多饮水，可自行恢复，少数体温可达到 39℃ 以上，应进行对症处理。

（4）局部反应：接种后 1~2 日以内，局部可出现红、肿、热、痛，附近淋巴结可有肿大压痛，一般不须特殊处理。

第二节 儿童营养

一、营养基础

（一）营养素与参考摄入量

营养（Nutrition）是指人体获得和利用食物维持生命活动的整个过程。食物中经过消化、吸收和代谢能够维持生命活动的物质称为营养素（Nutrients）。合理的营养是满足小儿正常生理需要、保证小儿健康成长的重要因素。营养素分为：能量；宏量营养素（蛋白质、脂类、碳水化合物）；微量营养素（矿物质，包括常量元素和微量元素；维生素）；其他膳食成分（膳食纤维、水）。其中蛋白质、脂类和碳水化合物经过氧化分解释放出一定的能量供人体需要，称为三大产能营养素。营养素参考摄入量（DRIs）包括 4 项内容：估计平均需要量（EARs）、推荐摄入量（RNIs）、适宜摄入量（Als）、可耐受最高摄入量（UL）。我国现行的 DRIs 是中国营养学会 2000 年修订的，其中 RNI 可以满足某一特定性别、年龄及生理状况群体中绝大多数（97%~98%）个体的需要；EAR 是某一特定性别、年龄及生理状况群体中对某营养素需要量的平均值，摄入量达到 EAR 水平时可以满足群体中50%个体对营养素的需要，而不能满足另外50%个体的需要；AI是通过观察或实验室获得的健康人群某种营养素的摄入量，在不能确定RNI时使用，但远不如RNI精确；UL是平均每日可摄入某营养素的最高量。如果个体摄入量呈正态分布，一个人群的RNI-EAR+2SD，超过UL时，发生毒副作用的危险性增加。

1. 儿童能量代谢。能量是生命中一切生化过程和生理功能的基础，由宏量营养素供给，能量缺乏和过剩都对身体健康不利。能量单位是千焦耳（kJ）或千卡（kcal），$1kJ=0.239kcal$，$1kcal=4.184kJ$。碳水化合物、蛋白质和脂肪在体内的实际产能分别为：16.8kJ（4kcal）/g、16.8kJ（4kcal）/g和37.8kJ（9kcal）/g。小儿对能量的需要包括五个方面：

（1）基础代谢（Basal Melubolism）：婴幼儿体表面积相对较大，代谢组织所占比例大，因此基础代谢率（Basal Metabolism Rate，BMR）较成人高，按体重计算，每日基础代谢所需能量随年龄增加而逐渐减少。小儿基础代谢的能量需要量较成人高，随年龄增长逐渐减少。婴儿基础代谢的能量需要约占总能量的60%，约为230kJ/（kg·d）[55kcal/（kg·d）]，7岁时约需184kJ/（kg·d）[44kcal/（kg·d）]，12岁时约需126kJ/（kg·d）[30kcul/（kg·d）]，与成人相仿。

（2）食物热力作用（TEF）：人体摄取食物而引起的机体能量代谢额外增多，称食物的热力作用。宏量营养素中以蛋白质的食物热力作用最大，可使代谢增加30%，而脂肪和碳水化合物分别增加代谢4%和6%。婴儿食物蛋白质含量高，食物热力作用约占总能量的7%~8%，采用混合膳食的年长儿仅占5%。

（3）活动消耗：儿童活动所需能量与身材大小、活动强度、活动持续时间、活动类型有关。活动所需能量个体波动较大，婴儿需63~84kJ（15~20kcal）/kg，好哭多动的婴幼儿比安静孩子所需能量高3~4倍。活动所需能量随年龄增加而增加。当能量摄入不足时，儿童首先表现为活动减少。

（4）生长所需：此项能量需要为小儿所特有，其需要量与小儿生长速度成正比，并随年龄增长逐渐减少。婴儿期生长速度最快，此项所需占总能量的25%~30%；1岁后渐减，约占总能量的15%~16%，至青春期又增高。

（5）排泄消耗：正常情况下未经消化吸收的食物的损失约占总能量的10%，腹泻或消化功能紊乱时可成倍增加。

以上五方面能量的总和为总的能量所需，中国营养学会规定1岁以内婴儿能量平均需要量为460kJ/（kg·d）[110kcal/（kg·d）]，1岁后以每日计算。当能量摄入不足时，儿童首先表现出反应淡漠，活动减少，久之引起生长缓慢，体重下降。反之，长期能量摄入过多可引起肥胖。

2. 蛋白质。蛋白质的主要功能是构成人体细胞和组织，维持人体的生理功能，次要功能是供能，其所提供的能量占总能量的 8%~15%。小儿处于生长发育阶段，对蛋白质的质和量需要相对更高。除需要有与成人相同的 8 种必需氨基酸外，组氨酸是小儿生长发育期间的必需氨基酸；胱氨酸、酪氨酸、精氨酸、牛磺酸为早产儿所必需。蛋白质氨基酸的模式与人体蛋白质氨基酸的模式接近的食物，生物利用率就高，称为优质蛋白质。优质蛋白质主要来源于动物和大豆蛋白质。食物的合理搭配及加工可达到蛋白质互补，提高食物的生物价值。1 岁内婴儿蛋白质的 RNI 为 $1.5~3g/（kg·d）$，优质蛋白质应占 50% 以上。1 岁后蛋白质需要量逐渐减少，直到成人水平。小儿蛋白质长期缺乏可出现生长发育迟缓、营养不良、贫血、水肿等，摄入过多又可发生便秘和消化不良。

3. 脂类。包括脂肪（三酰甘油）和类脂，是机体能量的重要来源和主要储存形式。人体不能自身合成，必须由食物供给的脂肪酸提供。食物供给的脂肪酸称为必需脂肪酸，如亚油酸、亚麻酸，主要来源于植物，亚油酸主要存在于植物油、坚果类（核桃、花生）；亚麻酸主要存在于绿叶蔬菜、鱼类脂肪及坚果类。母乳含有丰富的必需脂肪酸。亚油酸在体内可转变成亚麻酸和花生四烯酸，故亚油酸是最重要的必需脂肪酸。α-亚麻酸可衍生出多种不饱和脂肪酸，包括二十碳五烯酸（EPA）和二十二碳六烯酸（DHA）。花生四烯酸和二十二碳六烯酸（DHA）在婴儿大脑和视网膜发育中起重要作用。花生四烯酸也是高生物活性产物前列腺素、血栓素和前列环素的前体，与炎症、免疫、过敏、心血管病等病理过程有关，在调节细胞代谢上具有重要作用。膳食中亚油酸缺乏，会影响人体的正常功能，表现为皮肤角化、伤口愈合不良、生长停滞、生殖能力减退、心肌收缩力降低、免疫功能下降和血小板凝聚障碍。

脂肪所提供的能量占总能量的 30%~50%；年长儿为 25%~30%。必需脂肪酸应占脂肪所提供能量的 1%~3%。

4. 碳水化合物。为供能的主要来源。主要以糖原形式贮存在肝和肌肉中。2 岁以上儿童膳食中，碳水化合物提供的能量应占总能量的 50%~60%。当碳水化合物供给不足时，可引起低血糖，并且机体将分解脂肪或蛋白质以满足能量需要，以致酮体产生过多而致酸中毒。

为满足儿童生长发育的需要，应首先保证能量供给，其次是蛋白质。如儿童能量摄入不足，机体会动用自身的能量储备甚至消耗组织以满足生命活动能量的需要。相反，如能量摄入过剩，则能量在体内的储备增加，造成异常的脂肪堆积，与成年期慢性疾病和代谢综合征有关，是当前要特别重视的问题。

5. 矿物质。人体中含有多种矿物质，目前有 21 种已被证明为人类生命所必需。其中在体内含量小于人体重 0.01% 的各种元素称为微量元素，如铁、碘、锌、硒、铜、钼、铬等。此类元素不能在体内生成，须通过食物摄入，也不提供能量，但为构成机体组织及维持人体内环境以及一切正常生理功能所必需。另外，某些微量元素在体内的生理剂量与中毒剂量极其接近，应予以注意。

6. 维生素。维生素是维持人体正常代谢和生理功能所必需的一类有机物质，在体内含量极微，但在机体的代谢、生长发育等过程中起重要作用。一般不能在体内合成（维生素 D、部分维生素 B 族及维生素 K 例外）或合成量太少，必须由食物供给。分为脂溶性（维生素 A、维生素 D、维生素 E、维生素 K）和水溶性（维生素 B 族和维生素 C）两大类。前者可储存于体内，不须每日提供，过量可致中毒；后者不能储存于体内，须每日供给，缺乏后症状出现迅速，过量一般不发生中毒。

7. 水。儿童水的需要量与能量摄入、食物种类、肾功能成熟度、年龄等因素有关。婴儿新陈代谢旺盛，水的需要量相对较多，为 150ml/（kg·d），以后每 3 岁减少约 25ml/（kg·d），成人需水量为 40~50ml/（kg·d）。

8. 膳食纤维。膳食纤维主要来自植物的细胞壁，为不被小肠酶消化的非淀粉多糖。其主要功能为：吸收大肠水分，软化大便，增加大便体积，促进肠蠕动等，并可吸附胆酸，有利于降低血清胆固醇。婴幼儿可从谷类、新鲜蔬菜、水果中获得一定量的膳食纤维。

（二）小儿消化系统功能发育与营养关系

掌握与了解小儿消化系统解剖发育知识非常重要，如吸吮、吞咽的机制、食管运动、肠道运动发育、消化酶的发育水平等，可正确指导家长喂养婴儿，包括喂养的方法、食物的量以及比例等。

1. 消化酶的成熟与宏量营养素的消化、吸收。婴幼儿生长发育快，所需营养物质相对较多，而消化系统发育尚未成熟，胃酸和消化酶分泌少，酶活力偏低，不能适应食物质和量的较大变化。出生时胃蛋白酶活性低，3 个月后逐渐增加，18 个月时达到成人水平。出生后 1 周胰蛋白酶活性增加，1 个月时已达到成人水平。出生后几个月小肠上皮细胞渗透性高，有利于母乳中免疫球蛋白吸收，但也增加异体蛋白（如牛奶蛋白、鸡蛋白蛋白）、毒素、微生物以及未完全分解的代谢产物吸收机会，产生过敏或肠道感染。因此，对于婴儿，特别是新生儿，食物的蛋白质应有一定限制。新生儿胰脂肪酶几乎无法测定，吸收脂肪的能力随年龄增加而提高，2~3 岁后达到成人水平。母乳的脂肪酶可补偿胰脂肪酶的不足。0~6 个月婴儿食物中的糖类主要是乳糖，新生儿肠道双糖酶发育好，乳糖吸收较好。由于缺乏淀粉酶，故不宜过早添加淀粉类食物。

2. 与进食技能有关的发育。

（1）食物接受的模式发展：婴儿除受先天的甜、酸、苦等基本味觉反射约束外，通过后天学习形成味觉感知。婴儿对能量密度较高的食物和感官好的食物易接受，一旦对能量味觉的指示被开启后再调节摄入是困难的，这可能是肥胖发生的原因之一。儿童对食物接受的模式源于对多种食物刺激的经验和后天食物经历对基础味觉反应的修饰，这说明学习和经历对儿童饮食行为的建立具有重要意义。

（2）挤压反射：新生儿至 3~4 个月婴儿对固体食物出现舌体抬高、舌向前吐出的挤压反射。婴儿最初的这种对固体食物的抵抗可被认为是一种保护性反射，其生理意义是防止吞入固体食物到气管发生窒息，在转乳期用勺添加新的泥状食物时注意尝试 8~10 次才能成功。

（3）咀嚼：吸吮和吞咽是先天就会的生理功能，咀嚼功能发育需要适时的生理刺激，需要后天学习训练。换奶期及时添加泥状食物是促进咀嚼功能发育的适宜刺激，咀嚼发育完善对语言的发育也有直接影响。后天咀嚼行为的学习敏感期在 4~6 个月。有意训练 7 个月左右婴儿咬嚼指状食物、从杯中呷水，9 个月始学用勺自食，1 岁学用杯喝奶，均有利于儿童口腔发育成熟。

二、婴儿喂养

（一）母乳喂养

1. 母乳的成分。母乳是婴儿生理和心理发育的天然最好食物，对婴儿的健康生长发育有不可替代作用。因此要大力提倡母乳喂养（Breast Feeding）。乳汁成分随乳母产后不同时期差异很大，产后 5 天以内的乳汁为初乳，量少，色黄，比重高，脂肪较少，而蛋白质含量特别高，主要为分泌免疫球蛋白 A（sIgA）和乳铁蛋白，还有 IgM、IgG 和补体成分 C_3、C_4 等。维生素 A、牛磺酸和矿物质的含量颇丰富，并含有初乳小球（充满脂肪颗粒的巨噬细胞及其他免疫活性细胞）对新生儿的生长发育和抗感染能力十分重要；5~14 天为过渡乳，总量有所增加，脂肪含量最高，乳铁蛋白和溶菌酶仍保持稳定水平，蛋白质与矿物质渐减，而 sIgA、IgG、IgM 和 C_3、C_4 则迅速下降；14 天以后为成熟乳，蛋白质含量更低，但每日泌乳总量多达 700~1000ml；10 个月以后的乳汁为晚乳，总量和营养成分都较少。各期乳汁中乳糖含量变化不大。

2. 母乳喂养的优点。

（1）母乳营养丰富，能满足婴儿出生后头 4~6 个月生长所需。各种营养素比例适宜，蛋白质：脂肪：糖比例为 1：3：6，且蛋白质中清蛋白多，酪蛋白少，在胃中形成凝块小；脂肪中含不饱和脂肪酸多，脂肪颗粒小，又含较多溶脂酶，均有利于消化、吸收和利用；人乳中碳水化合物主要是乙型乳糖，能促进双歧杆菌和乳酸杆菌的生长以及钙、镁和氨基酸吸收。人乳 pH 值为 3.6，对酸碱的缓冲力小，不影响胃液酸度（胃酸 pH 值为 $0.9 \sim 1.6$），利于酶发挥作用。含微量元素锌、铜、碘较多，钙、磷比例适宜，为 $2:1$，铁含量虽与牛乳相同，但其吸收率却高于牛乳。

（2）母乳可增强婴儿机体的免疫力。母乳内含有抗体及分泌型 IgA，可增加肠道黏膜的免疫力并减少过敏反应；母乳含乳铁蛋白，可抑制大肠杆菌生长；此外，母乳还含巨噬细胞、T 淋巴细胞、B 淋巴细胞、补体、溶菌酶及双歧因子等，可抑制白色念珠菌及大肠杆菌生长。母乳喂养的婴儿 1 岁内呼吸道、消化道及自身感染发病率远低于人工喂养儿。

（3）母乳量随小儿生长而增加，温度及泌乳速度适宜，新鲜、无细菌污染，直接喂哺简单易行，十分经济。

（4）增进母婴感情，通过对婴儿的触摸、爱抚、微笑和言语促进母婴间的情感交流，对婴儿早期智力开发和今后身心健康发展有重要意义。母亲哺乳时还可密切观察婴儿的情况，及时发现某些疾病。

（5）可刺激母亲子宫收缩，减少产后出血；推迟月经复潮。母乳喂养还能减少乳母患乳腺癌和卵巢肿瘤的可能性。

3. 母乳喂养的方法。大多数健康的孕妇都具有哺乳的能力，但真正成功的哺乳则需孕妇身心两方面的准备和积极的措施。

（1）产前准备：保证孕母合理营养及充足的睡眠，树立母乳喂养的信心。孕母在妊娠后期每日用清水（忌用肥皂或酒精之类）擦洗乳头；乳头内陷者用两手拇指从不同角度按压乳头两侧并向周围牵拉，每日 1 至数次。

（2）哺乳时间：正常分娩、母婴健康状况良好时，应尽早开奶，一般出生后 1 小时内即可哺乳。提倡母婴同室，并按需喂哺婴儿。

（3）哺乳方法：哺乳前给婴儿换好尿布，掌握正确的喂哺姿势。一般宜采用坐位，抱婴儿斜坐位，其头、肩枕于哺乳侧肘弯，用另一手的示指和拇指轻夹乳晕两旁，将整个乳头和大部分乳晕置入婴儿口中，一般吸空一侧乳房再换另一侧。哺乳完毕将婴儿竖抱，头伏在母亲肩上轻拍背部，以帮助其胃内空气排出，之后宜将婴儿保持右侧卧位，以利胃排空，防止反流或吸入造成窒息。

（4）哺乳后能安静入睡或嬉戏自如，体重按正常速度增长，则表示乳量充足；反之，表示乳量不足。

4. 不宜哺乳的情况。凡是母亲感染 HIV、患有慢性肾炎、糖尿病、恶性肿瘤、精神病、癫痫或心功能不全等严重疾病时应停止哺乳。乳母患急性传染病时，可将乳汁挤出，经消毒后喂哺。乙型肝炎的母婴传播主要发生在临产或分娩时，是通过胎盘或血液传递的，因此乙型肝炎病毒携带者并非哺乳的禁忌证。母亲感染结核病，但无临床症状时可继续哺乳。

5. 断离母乳。随着婴儿的生长发育母乳已不能满足需要，应自出生后 4~6 个月开始添加辅食，为完全断离母乳做准备。断离母乳期间须逐渐减少喂哺次数，增加辅食量，并试用奶瓶或杯匙等。一般在 1 岁左右完全断离母乳，若母乳充足，且不影响其他食物摄入时也可延至 1.5~2 岁。

（二）部分母乳喂养

母乳不足或因其他原因加用牛乳、羊乳或配方乳补充，即为部分母乳喂养。如母乳喂哺时间不变，每次先哺母乳，将乳房吸空，然后再补充其他乳品，为补授法。如每日用其他乳品代替，至数次母乳喂养，为代授法。部分母乳喂养最好采用补授法，可使婴儿多得母乳。不得已采用代授法时，每日母乳次数最好不少于 3 次，否则泌乳量会进一步减少，以致最后只能完全采用人工喂养。

（三）人工喂养

6 个月以内的婴儿由于各种原因不能进行母乳喂养时，完全采用配方奶或其他兽乳喂养者，称人工喂养（Bottle Feeding）。牛乳是最常采用的代乳品。但普通牛乳蛋白质含量较人乳高，且以酪蛋白为主，在胃中形成较大的凝块，不易消化；牛乳的氨基酸比例不当，脂肪颗粒大，且缺乏脂肪酶，较难消化；乳糖含量低，主要为甲型乳精，有利于大肠杆菌的生长；矿物质比人乳多 3~3.5 倍，增加婴儿肾的溶质负荷，对婴儿肾有潜在的损害；其最大的缺点是缺乏各种免疫因子，故牛乳喂养的婴儿患感染性疾病的机会较多。因此牛乳必须经改造才能喂养婴儿。

配方奶粉是以牛乳为基础的改造奶制品，使宏量营养素成分尽量接近于人乳，使之适合婴儿的消化能力和肾功能，如降低其酪蛋白、无机盐的含量，添加一些重要的营养素，如乳清蛋白、不饱和脂肪酸、乳糖；强化婴儿生长时所需要的微量营养素如核苷酸、维生素 A、维生素 D、β-胡萝卜素和微量元素铁、锌等。配方奶是 6 个月龄以内婴儿的主要营养来源。实际工作中为了正确指导家长或评价婴儿的营养状况，常常需要评估婴儿奶的摄入量。婴儿的体重、RNIs 以及奶制品规格是估计婴儿奶量的必备资料。一般市售婴儿配方奶粉 100g 供能约 2029kJ（500kcal），婴儿能量需要量为 397kJ（95kcal）/（kg·d），故需要婴儿配方奶粉约 20g/（kg·d）或 150ml/（kg·d）。或用月消耗奶粉量估计日奶量，如月消耗 900g 奶粉 4 听，相当于婴儿进食奶量 900ml/d。按规定调配的配方奶蛋白质与矿物质浓度接近人乳，只要奶量适当，总液量亦可满足需要。

（四）婴儿食物转换

婴儿4个月后单靠乳类食品喂养已不能满足生长发育和营养的需要，并且随着乳牙萌出，婴儿的消化、吸收以及代谢功能也日趋完善，因此须及时添加辅食，为断离母乳做准备。

1. 添加辅助食品的原则。添加辅食时应根据婴儿的实际需要和消化系统成熟程度，遵照循序渐进原则进行。①从少到多：使婴儿有一个适应过程。②由稀到稠：即从流质开始到半流质再到固体。③由细到粗：如从菜汁到菜泥，乳牙萌出后可试食碎菜。④由一种到多种：习惯一种食物后再加另一种，不能同时添加几种；如出现消化不良应暂停喂该种辅食，待恢复正常后，再从开始量或更小量喂起。⑤婴儿患病时，应暂缓添加新品种。

2. 添加辅食的步骤和方法（见表2-2）。

表2-2　添加辅食的步骤和方法

月龄	食物性状	添加的辅食	餐数		进食技能
			主餐	辅餐	
4~6个月	泥状食物	菜泥、水果泥、含铁配方米粉	6次奶（断夜间奶）	逐渐加至1次	用勺喂
7~9个月	末状食物	稀（软）饭、烂面菜末、蛋、鱼	4次奶	1餐饭，1次水果	学用杯
10~12个月	碎食物	软饭、碎肉、碎菜、蛋、鱼肉、豆制品、水果	3次奶，1次水果	2餐饭	断奶瓶，手抓食自用勺

三、幼儿营养与膳食安排

（一）幼儿进食特点

1. 饮食的变化。1岁后由于生长速度减慢，婴幼儿对食物的需要量也随之减少。多数1岁小儿已出6~8颗牙，具有较好的咀嚼功能，消化酶的活力也较强，因此对食物的形状和品种的需求也日趋多样化。此时期大部分小儿已逐渐过渡到一日三餐加点心的膳食安排。

2. 心理行为影响。幼儿神经心理发育迅速，常表现出对某些食物强烈的喜恶以及自我进食欲望。幼儿有调节进食的能力，能够准确地判断能量的摄入，可能会吃较多的中餐或较少的晚餐，其餐间摄入量的差别可达40%，但每日的能量摄入比较一致，只有10%的变化。家长应尽可能尊重小儿的选择，强迫小儿进食其不喜欢的食物易引起心理逆反而造成厌食。同时小儿自己选的食物和量也常常适合自己的生理需要，使膳食中各种营养素自动达到平衡。

3. 家庭的影响和进食技能发育状况。饮食行为受家庭饮食习惯影响很大，其进食技能发育状况与婴儿期的训练有关。因此家长应言传身教，不偏食、不挑食；应营造宽松愉快的进食环境，专心进食，细嚼慢咽；进食前不吃零食，进食要定时、定量。同时要有意识地训练使用小勺、筷子等，提高进食技能。

（二）幼儿膳食安排

幼儿膳食中各种营养素和能量的摄入须满足该年龄阶段儿童的生理需要。蛋白质每日40g左右，其中优质蛋白（动物性蛋白质和豆类蛋白质）应占总蛋白的 1/3～1/2。蛋白质、脂肪和碳水化合物产能为 8%～15%、30%～35%、50%～60%。但膳食安排须合理，四餐两点为宜。

第三节　儿科病史采集和体格检查

儿科病史（History of Disease）的采集、记录和体格检查（Physical Examination）在内容、程序、方法和分析判断等方面有自身的特点，有别于成人，是开展儿科临床诊疗工作的基础，儿科医护人员必须熟练掌握。

一、病史采集和记录

（一）询问方法

患儿多须由家长及抚育人代述病史，较大的患儿可让他自己补充叙述病情。询问时态度要和蔼，语言要通俗易懂，要注重与家长和孩子沟通，关心，充分体谅他们的焦急心情，尊重家长和孩子的隐私，但不能暗示，要注意其可靠性，最后加以整理、认真分析、详细记录。危重患儿应边检查边询问，并及时抢救，待病情稳定后再详细询问病史。

（二）病史内容

1. 一般内容。正确记录患儿姓名、性别、年龄（采用实际年龄：新生儿记录到小时或天数、婴儿记录到月数、1 岁以上记录到几岁几月）、民族、家长及抚育人姓名、年龄、职业、文化程度、工作单位、家庭住址及电话、入院日期及其可靠程度。

2. 主诉。就诊的主要症状或体征及时间，字数不宜多，如"发热、咳嗽 2 天伴喘息 1 天"。

3. 现病史。是病历的主要部分，详细记录各种症状的起因、发生发展情况及诊治经过，应特别注意以下特点：

（1）起病时间：起病时间不易问准，应认真详细回顾。

（2）临床症状：婴幼儿常不会叙述自觉症状而以特殊行为表示，如头痛用手打头或摇头，腹痛捧腹弯腰等。

（3）分清主次：小儿患病常累及多个系统，如呼吸道疾病常伴有呕吐、腹泻等消化道症状，也可因高热引起惊厥、昏迷等神经系统症状，故根据主诉询问相关系统的症状，也应注意询问其他系统和全身状况。

（4）全面了解：几种疾病同时存在时，除主要疾病表现外，其他疾病情况也应问清，并加以记录，如反复感染患儿常伴随营养缺乏病。

（5）具有鉴别意义的阴性症状。

（6）与现病密切相关的疾病：如风湿热、急性肾炎，应询问近期有无扁桃体炎等病。

4. 个人史。儿科病史中最具特点性，询问时根据不同年龄、不同疾病各有侧重。

（1）出生史：包括母孕期健康状况、胎次、产次、分娩时是否足月或早产、生产方式、出生体重、出生后有无窒息、产伤、Apgar 评分等。对新生儿和小婴儿尤应详细了解，新生儿可写入现病史中。

（2）喂养史：了解喂养方法，辅食添加及断奶情况，年长儿应了解有无偏食及饮食习惯不好的情况。对患营养性或消化系统疾病者应详细询问喂养情况。

（3）生长发育史：根据年龄询问体重、身高、头围、胸围的增长情况，前囟闭合及乳牙萌出的时间；何时能抬头、会笑、会坐、爬、站、走；何时会叫爸爸、妈妈；学龄儿童还应了解学习成绩和行为表现。

（4）预防接种史：何时接受过何种预防接种、具体次数、有无反应及处理情况。

（5）传染病接触史：疑似传染病者，应详细了解近期接触史。

5. 既往史。了解以前患过何种疾病，特别是与现病有密切关系者。如高热惊厥者，应询问以往有无类似病史，问清药物、食物过敏史并记录。

6. 家族史。了解家族中有无遗传性、过敏性或急慢性传染病病史，了解家庭成员的健康及死亡情况，父母年龄、是否为近亲结婚，社会环境、家庭经济、居住环境以及对小儿的教养情况等。

二、体格检查

（一）体格检查方法

体格检查是诊断疾病的重要步骤，小儿的生理与心理均与成人不同，患病对其尤为特殊，首先要取得患儿的信任及合作，用微笑、呼小名、表扬鼓励、玩具哄逗等方法消除患儿紧张心理；检查时可在母亲怀抱中进行，医生态度要和蔼，动作要轻柔，注意保温，不要过多的身体暴露；检查顺序灵活掌握，易引起小儿不安的部位如口腔、咽部、眼睛等要放在最后检查。有疼痛的部位也应在最后检查；如遇危重儿应简单、有针对性地检查，重点是先抢救，然后再全面检查。

（二）体格检查内容

1. 一般测量。

（1）体温：一般为腋下温度，测试时间不少于 5 分钟，正常 36~37℃，肛温平均较腋温高 0.4~0.5℃。

（2）呼吸、脉搏：婴幼儿易受各种因素的影响，如哭闹时脉搏加快，故应在安静合作的情况下计数。

（3）血压：新生儿及小婴儿血压可用多普勒超声诊断仪测定，其他年龄均为"袖带法"，但袖带宽度应适宜，一般为上臂长度的 2/3，若过宽测得数据偏低，过窄则偏高。

（4）体重：测量时要注意其准确性。

（5）身长：3 岁前患儿要用量床测量。

2. 一般外表。询问病史的过程中，要注意观察小儿营养状况、病容、神志、表情、对周围事物的反应、体位、行走姿势及语言表达能力等。

3. 皮肤和皮下组织。应在明亮自然光线下观察皮肤颜色，有无苍白、黄染、发绀、皮疹、出血点、脱屑、色素沉着等，注意皮肤弹性和皮下脂肪厚度，有无脱水及水肿，触诊时注意皮下有无结节。

4. 淋巴结。浅表淋巴结包括枕后、颈部、耳后、腋窝、腹股沟等，触诊时应注意大小、数目、质地、活动度及有无压痛等。正常小儿可扪到单个质软、状似黄豆大小的淋巴结，可移动，无压痛。

5. 头部。注意头颅大小、形态、有无枕秃、肉门及骨缝是否闭合，并测头围，小婴儿须触摸顶部及枕部颅骨有无软化呈乒乓球样感觉，新生儿注意有无产瘤、血肿，有无特殊面容及畸形。

（1）眼：眼睑有无水肿、下垂，眼结膜是否充血，角膜有无溃疡及混浊，巩膜有无黄染及瞳孔大小、对光反射等。

（2）鼻：观察鼻形，注意有无鼻翼翕动、鼻分泌物及鼻通气情况。

（3）耳：耳郭有无畸形，外耳道有无脓性分泌物，有无疖肿，提耳时有无疼痛，乳突有无压痛。

（4）口腔：口唇有无苍白、干燥、发绀及口角糜烂或疱疹，口腔黏膜、牙龈、舌及咽部有无充血、溃疡、黏膜斑，有无龋齿、杨梅舌、扁桃体肿大及鹅口疮等。

6. 颈部。柔软或强直，观察有无斜颈、短颈、颈蹼等，甲状腺是否肿大，有无颈静脉充盈，气管是否居中。

7. 胸部。注意有无胸廓畸形，如鸡胸、漏斗胸、桶状胸、肋骨串珠、郝氏沟、肋缘外翻，胸廓两侧是否对称，有无心前区隆起及呼吸运动异常。

（1）肺部。①视诊：应注意呼吸频率、节律、深度及有无呼吸困难和三凹征（锁骨上窝、胸骨上窝、肋间隙及剑突下凹陷），婴儿呈腹式呼吸；②触诊：有无双侧语颤增强、减弱及胸膜摩擦感；③叩诊：婴幼儿胸壁薄，叩诊音较成人"清"，故叩诊时用力要轻；④听诊：呼吸音较成人响，呈支气管肺泡呼吸音，注意有无干、湿性啰音及摩擦音。

（2）心脏。①视诊：心前区是否隆起，心脏搏动范围和强弱。正常小儿搏动范围在 $2 \sim 3cm^2$ 内，肥胖儿则看不到。②触诊：婴幼儿心脏搏动位置在第 4 肋间左锁骨中线外，注意有无心包摩擦感及震颤。③叩诊：叩诊时要轻，心界随年龄而改变，3 岁内只叩左右界，左界 2 岁内在第 4 肋间左锁骨中线外 $1 \sim 2cm$ 处，5 岁以后在左锁骨中线内 $0.5 \sim 1cm$ 处。④听诊：新生儿心音呈钟摆律，2 岁后逐渐接近成人，学龄前及学龄儿童常于肺动脉瓣区或心尖部听到功能性杂音或实性心律不齐，婴儿肺动脉压和右心室压相对较高，肺动脉瓣区第二音比主动脉瓣区第二音响（$P_2 > A_2$）。

8. 腹部。

（1）视诊：注意腹部形态，有无腹膨隆、舟状腹、胃肠型、蠕动波及腹壁静脉曲张；新生儿注意脐部有无出血、分泌物、炎症及脐疝。

（2）触诊：有无压痛，要观察小儿表情反应。正常婴幼儿肝边缘在右肋下 $1 \sim 2cm$ 处触及，$6 \sim 7$ 岁后不应再触到。小婴儿有时脾也可触到。肝脾均质软，无压痛。

（3）叩诊：正常除肝脾区呈浊音外，其余均为鼓音，当腹水在 1000ml 以上时，移动性浊音呈阳性，故注意叩诊音的变化及肝脾大小。

（4）听诊：肠鸣音是否亢进、减弱，有无血管杂音等。

9. 脊柱和四肢。有无畸形，如"鸡胸"，"O"或"X"形腿，手、足镯及杵状指（趾），躯干与四肢比例是否正常，活动是否正常。

10. 外生殖器和肛门。有无先天畸形、隐睾及疝等。

11. 神经反射。检查各种原始、生理和病理反射，如吸吮、拥抱、握持反射及腹壁、提睾反射、巴宾斯基征、布鲁津斯基征、凯尔尼格征等。

第四节　儿科疾病的治疗原则

小儿处于生长发育过程中，不同年龄的小儿在生理、病理和心理特点上各有差异，在病因、疾病过程和转归等方面与成人有诸多的不同，因此在治疗和处理上更需要精湛的医术、耐心和爱心，要综合分析，制订科学合理的治疗方案，才有利于患儿身心早日康复。

一、护理原则

在疾病治疗过程中，儿科护理是极为重要的一个环节，许多治疗操作均通过护理来实施，儿科医生应关心和熟悉护理工作，医护密切协作，以提高治疗效果。

（一）细致的临床观察

小儿哭闹，姿态、表情、动作等方面的异常，都有可能是疾病的表现，小儿患病时临床表现常不典型，起病急，发展快，变化多端，易于恶化，因此应重视细致的临床观察，仔细区别是生理现象还是疾病的表现。

（二）合理的病室安排

病室要整齐、清洁、安静、舒适、空气新鲜、阳光充足、新生儿室温为 $22\sim24℃$，婴幼儿为 $20\sim22℃$，相对湿度 $55\%\sim65\%$，儿童为 $18\sim20℃$，相对湿度 $50\%\sim60\%$，为提高治疗及护理质量，可按年龄、病种、病情轻重和护理要求合理安排病房及病区。

（三）规律的病房生活

护理、治疗和各种操作尽可能集中时间进行，保证患儿充足的睡眠及休息，定时进餐。

（四）预防医源性疾病

1. 防止交叉感染。病室定期消毒，医护人员接触患儿前后均应洗手。

2. 防止医源性感染。严格执行无菌操作及消毒隔离制度。

3. 加强安全管理。防止跌伤、烫伤及误饮误服，防止意外伤害。

二、饮食治疗原则

根据病情和年龄选择适当的饮食，有助于疾病的治疗和康复；不适当的饮食可使病情加重，甚至危及生命。

（一）一般饮食

1. 流质。适用于高热、吞咽困难、胃肠道手术后、鼻饲患儿。

2. 半流质。适用于急性感染、咀嚼困难、体弱儿。

3. 软食。适用于疾病恢复期。

（二）治疗性饮食

1. 少渣饮食。适用于胃肠道手术后、消化道感染。

2. 无盐和少盐饮食。每日食物中食盐含量< 0.5g 时为无盐饮食，<1.5g 时为低盐饮食。适用于心、肾功能不全有水肿的患儿。

3. 低蛋白饮食。膳食中减少蛋白质含量，以碳水化合物如马铃薯、甜薯、水果等补充热量，适用于尿毒症、肝性脑病和急性肾炎少尿期的患儿。

4. 高蛋白饮食。每天增加蛋白质在食物中的含量，如鸡蛋、瘦肉，适用于营养不良、消耗性疾病患儿。

5. 低脂肪饮食。膳食中少用、不用油脂、肥肉等，适用于腹泻、肝病患儿。

6. 低热能饮食。可选用低能量食物，如鱼、蛋、瘦肉、蔬菜、水果豆类等，适用于单纯肥胖症儿童。

7. 特殊乳制品。有以下几种：①稀释奶，用于早产儿和患病的新生儿；②脱脂奶和酸奶，用于腹泻婴儿；③蛋白奶，可提供丰富蛋白质，用于营养不良患儿；④豆奶，不含乳糖，用于牛乳过敏和乳糖酶缺乏者；⑤无乳糖饮食，用于半乳糖血症患儿；⑥低苯丙氨酸饮食，用于苯丙酮尿症患儿。

（三）胃肠外营养

不能通过胃肠道获得足够营养的患儿，需要用静脉营养液提供各种营养。静脉营养液由平衡氨基酸、葡萄糖、脂肪乳剂、电解质、多种维生素和微量元素组成。可通过周围小静脉或中心静脉24 小时均匀输入，输入量每日不超过 135ml/kg。一般静脉营养液浓度较高，是血浆的 5 倍左右，所以应逐渐增加剂量。

三、药物治疗原则

药物治疗在小儿疾病的防治中占重要地位，而药物的过敏反应、毒副作用常对机体产生不良影响。不同年龄对药物的敏感性、耐受性及药物的反应各有其特点。小儿选择药物应慎重，用药剂量较成人更要准确。因此要合理用药，精确计算，以发挥药物的最大疗效，减少不良反应，这是小儿药物治疗的重要原则。

（一）药量计算方法

1. 按体重计算。这是最常用、最基本的方法。

计算公式：每日或每次剂量＝体重（kg）×每日（次）每千克体重所需药量。患儿体重以实测值为准。年长儿按体重计算超过成人量则以成人量为上限。

2. 按年龄计算。剂量幅度大，不需十分精确的药物，如止咳药、营养药等，按每次每岁 1~2ml 计算，最多每次用 10ml。

3. 按体表面积计算。此法比按年龄、体重计算更为准确，儿童和成人均适用，公式如下：

<30kg 小儿体表面积（m^2）＝体重（kg）×0.035+0.1ml

>30kg 小儿体表面积（m^2）＝［体重（kg）－30］×0.02+1.05ml

每日剂量＝体表面积（m^2）×每平方米面积每日需要量

4. 按成人折算。此法多用于未提供小儿剂量的药物，适合于幼儿以上的儿童。

计算公式：

小儿剂量＝成人剂量×小儿体重（kg）/50

采用上述任何方法计算的剂量，须与患儿具体情况相结合，才能得出比较确切的药物用量。如新生儿或小婴儿肾功能较差，一般药物剂量宜偏小；但对新生儿耐受较强的药物如苯巴比妥，则可适当增大用量。

（二）给药方法

根据年龄、疾病及病情选择给药途径、药物剂型和用药次数，以保证药效和尽量减少对患儿的不良影响。

1. 口服法。能口服尽量口服，可添加适量的糖，使小儿易于接受。这是最常用的给药方法，病情需要可用鼻饲。

2. 注射法。有皮下、肌内、静脉、鞘内及胸、腹腔等，适用于急症或重症者。注射法比口服法奏效快，但对小儿刺激大，如肌内注射次数过多还可造成臀肌挛缩、影响下肢功能，非病情必需不宜采用。

3. 外用药。以软膏多，也可用水剂、混悬剂、粉剂等。要注意小儿用手抓摸药物，误入眼、口引起意外。

4. 其他方法。雾化吸入常用；灌肠法小儿采用不多，可用缓释栓剂；含剂、漱剂年长儿可采用。

（三）小儿药物选择注意事项

1. 合理使用抗生素。有以下几种情况：①给药前要了解既往用药情况，有无过敏史；②根据病原体的种类、敏感性，选择有效抗生素，严格掌握药理作用和用药指征，重视毒副作用；③抗生素联合应用时，种类不宜过多，应注意有无协同或拮抗作用；④要有足够的疗程，抗生素一般48~72小时才生效，故不宜更换太勤，也勿给药时间过长，以防发生菌群失调、双重感染、耐药性及毒性反应。

2. 肾上腺皮质激素。短疗程常用于严重感染、过敏性疾病。长疗程用于肾病综合征、血液病、自身免疫性疾病。哮喘、某些皮肤病则提倡局部用药：①短期大量使用可掩盖病情，对不明原因发热，诊断不明确者，切忌轻率应削，不主张做退热药使用；②长期使用抑制骨骼生长，影响水、盐、蛋白、脂肪代谢；③长期使用可使肾上腺皮质萎缩，免疫力降低，继发感染，突然停药会引起反跳现象及肾上腺皮质功能不全综合征；④水痘患儿禁用激素，以防病情加重。

3. 退热药。使用时应注意：①引起发热的原因很多，在使用退热药物之前应找出病因，以免影响诊断，耽误治疗；②须根据年龄、病情选用恰当的品种、剂型和剂量，儿童不宜使用成人剂型，3个月内的婴幼儿应慎用药物退热，宜多用物理方法退热，熟悉退热药的禁忌证和配伍禁忌；③解热药必要时可每隔4~6小时服药1次，一般疗程不宜超1周，退热后即停服，体弱、失水、虚脱患儿不宜再给予退热药、发汗药，应鼓励多饮水，避免加重病情，反复使用要复查血象；④退热药应按时服用，不能随意加大剂量或缩短给药时间，不要联合使用。

4. 孕期及哺乳期用药。注意对胎儿及乳儿的影响，如抗生素、激素、镇静剂、阿司匹林及抗癌药物等，可通过胎盘引起胎儿畸形及毒性反应；苯巴比妥、阿托品、水杨酸盐等药物可经母乳影响哺乳婴儿，使小儿发生毒性反应，应慎用。

5. 新生儿用药。新生儿的肝、肾等代谢功能均不成熟，不少药物易引起毒副作用，如磺胺类药、维生素K_3可引起高胆红素血症，氯霉素引起"灰婴综合征"等，故应慎重使用。

四、心理治疗原则

患病使小儿产生心理负担，医生、护士及医院的陌生环境容易使小儿紧张、焦虑、恐惧等，而使患儿出现哭闹、整夜不眠、沉默、闷闷不乐、拒绝检查及治疗。这些心理和情绪障碍可发生在疾病的过程中，既是疾病的后果，也可成为病情加重和治疗效果不佳的原因之一。因此，儿科医护人员要了解小儿临床心理治疗和护理的基本知识。

随着医学模式的转变，心理因素在儿科疾病治疗及康复中的重要性逐渐被重视。常用的心理治疗包括支持疗法、行为疗法、疏泄法等，对初次治疗者多以暗示和循循善诱方法帮助患儿疏泄内心郁积的压抑，激发情绪释放，减轻心理压力和精神障碍程度以促进原发病康复。安静、舒适、整洁的住院环境及医护人员的爱心、亲切的语言、轻柔动作和周到的服务均有利于消除患儿的焦虑、紧张、恐惧心理和情绪障碍。

第三章 新生儿疾病

第一节 早产儿

一、概述

早产儿（Pretern Infant）又称未成熟儿（Premature Infant），是指胎龄不足 37 周出生的新生儿。在我国，早产儿的发病率为 5%~10%，其死亡率可达 12.7%~20.8%。绝大多数早产儿出生体重< 2500g，身长<45cm。

二、临床表现

（一）外观特点

早产儿体重大多低于 2500g，身长不足 45cm，哭声轻微，四肢肌张力低下，颈肌软弱，皮肤薄而红嫩，水肿发亮，胎毛多，胎脂丰富，皮下脂肪少。头大，头长为身高的 1/3，头发短而软，似绒毛。耳郭软骨发育不全，缺乏软骨，耳舟不清楚。乳晕不清，乳腺结节不能触到。男婴睾丸未降或未全降，女婴大阴唇不能遮盖小阴唇。指甲未到指尖，足底纹少。

（二）生理特点

1. 体温。早产儿体温调节功能不完善，棕色脂肪含量少，体表面积相对较大，皮下脂肪少，易散热，同时汗腺发育不成熟和缺乏寒冷抖动反应。因此，早产儿的体温易随环境温度的变化而变化，且常因寒冷导致硬肿症的发生。

2. 呼吸系统。早产儿呼吸中枢较足月儿更不成熟，表现为呼吸浅快，不规则或呈周期性，在呼吸过程中，易发生呼吸暂停（呼吸停止超过 20 秒，或虽不到 20 秒，但伴有心率< 100 次/min，并出现青紫及肌强力减低）。由于早产儿肺发育不成熟和缺少表面活性

物质，容易发生肺透明膜病。因咳嗽反射弱，不易咳出气管、支气管的黏液，易产生肺不张或吸入性肺炎。在宫内有窘迫史的早产儿，更易发生吸入性肺炎。

3. 循环系统。早产儿心率快，血压较足月儿低，当发生败血症或心功能不全等情况，易出现血容量不足和低血压。同时，因毛细血管脆弱，缺氧时易导致出血。

4. 消化系统。早产儿吸吮力弱，吞咽功能差，贲门括约肌松弛，胃容量小，更易引起溢乳、呛奶而窒息。各种消化酶不足，胆酸分泌较少，对脂肪的消化吸收较差，在缺氧、缺血、喂养不当情况下易发生坏死性小肠结肠炎。由于早产儿的胎粪形成较少和肠蠕动乏力，易出现胎粪延迟排出。因肝脏不成熟，肝葡萄糖醛酸转移权酶不足，生理性黄疸持续时间长，易发生高胆红素血症。早产儿肝内糖原储存少，蛋白质合成不足，易发生低血糖和低蛋白血症。同时由于肝功能不完善，肝内维生素 K 依赖凝血因子的合成少，易发生出血症。

5. 血液系统。早产儿血小板量较足月儿略低；贫血常见；白细胞计数较低，为（6~8）×10^9/L。维生素 K 储存不足，致凝血因子缺乏，易引起出血，特别是肺出血和颅内出血。

6. 泌尿系统。早产儿肾脏功能不成熟，易发生水、电解质紊乱。因肾对抗利尿激素（ADH）反应低下，排钠指数高，如不注意补钠，易发生低钠血症。由于血中碳酸氢盐浓度低、肾小管排酸能力有一定限制，所以在用普通牛奶人工喂养时，由于酪蛋白含量较高，可发生晚期代谢性酸中毒。

7. 神经系统。神经系统的功能和胎龄有着密切的关系，胎龄越小，功能越差。原始反射难以引出或表现为反射不完善。早产儿，尤其是极低体重早产儿，由于脑室管膜下存在胚胎生发层基质，易发生脑室管膜下出血及脑室周围白质软化。

8. 免疫系统。早产儿皮肤娇嫩，屏障功能弱，体液及细胞免疫功能不完善，各种补体水平较足月儿更低，易发生各种感染。

9. 代谢系统。早产儿体内蛋白质储存不足，常有低蛋白血症。由于甲状腺功能不成熟，加上肾脏排磷少，尤其是牛奶喂养的早产儿易发生高磷、低钙血症。早产儿肝糖原储存不足，出生后如喂养不及时，易发生低血糖；但静脉补糖过快，又因胰岛细胞不成熟易发生高血糖。

三、辅助检查

外周血红细胞和血红蛋白下降，血小板偏低，凝血酶原时间及活化部分凝血活酶时间延长、总蛋白、白蛋白均降低，血钾偏离，其他电解质偏低。血氧饱和度偏低，血气分析有时呈低氧血症及代谢性酸中毒，体液免疫及细胞免疫均偏低。

四、诊断要点

（1）出生时胎龄不详，或虽胎龄不详，但通过胎龄评估法判定胎龄周数小于37周的新生儿。

（2）胎龄小于37周出生的新生儿。

五、治疗常规

（一）保暖

出生后即应给予保暖，产房温度应保持27~28℃，出生后迅速将全身擦干，放在预热棉毯中，尽量不让患儿裸露，在复苏处理后尽快放在预热的暖箱中。每4~6小时测量1次体温，维持恒定、适中的温度对早产儿非常重要，根据不同出生体重和日龄，早产儿所处暖箱温度应控制在32~35℃之间，保持早产儿的皮肤温度恒定在36~37℃。暖箱的相对湿度也有要求，一般维持在60%~80%之间，且胎龄和出生体重越低，暖箱相对湿度越应适当高一些，对超低出生体重儿，暖箱湿度对维持体液平衡具有重要作用。为保持早产儿体温稳定，各种操作尽量在暖箱中进行，如须暂时离开暖箱亦应注意保暖。对出生体重较大（超过2000g）的早产儿，也可采用开放式辐射式保暖床并盖以塑料薄膜进行保暖。

（二）营养支持

1. 营养需求。早产儿的能量摄入，出生后第1日约125.5kJ/kg（30kcal/kg），以后每日增加41.8kJ/kg（10kcal/kg），直至每日100~120kcal/kg；脂肪、糖、蛋白质等需要量按比例分配；同时补充维生素、微量元素及矿物质等。

2. 喂养途径和方法。经口喂养是供给营养最好的途径，适用于吸吮、吞咽功能较好的早产儿；胃管喂养适用于吸吮、吞咽功能不协调的早产儿，包括间歇胃管法和持续胃管法，对有严重窒息者，应适当延迟时间，多在出生后24小时。除此还有肠道内喂养，如十二指肠喂养，适用于胃潴留较明显或频繁有胃食管反流的患儿，为防止低血糖和促进胃肠发育，提倡早喂养和微量喂养。

3. 乳类选择。

（1）母乳：是最理想的选择，尤其对早产儿的免疫、营养和生理方面都更为有利。母乳中蛋白质等营养物质含量丰富、脂肪和乳糖量较低，且含有对小肠成熟、促进视网膜和中枢神经系统发育的物质，直接哺乳还可增进母子感情。

（2）母乳添加剂：对于纯母乳喂养的极低和超低出生体重儿，若生长速度缓慢，可应用母乳添加剂，强化母乳、补充不足。国外推荐母乳喂养的早产儿可使用含蛋白质、矿物质和维生素的母乳添加剂以确保满足预期的营养需求。添加时间为当极低出生体重儿耐受100ml/（kg·d）的母乳喂养之后。

（3）配方奶：对无法母乳喂养者，可选用配方乳。常用的有婴儿配方奶，适用于足月出生的婴儿；早产儿配方奶，适用于 BW<2000g 的早产儿；水解蛋白配方奶，适用于对蛋白质过敏或短肠综合征的婴儿；去乳糖配方奶，适用于先天乳糖酶缺乏或继发性乳糖不耐受的婴儿；早产儿出院后配方奶，适用于极低出生体重儿出院后过渡时期。

4. 肠道外营养。对肠道内喂养耐受性较差和肠道内喂养量不足者，要同时辅以肠道外营养。脂肪和氨基酸用量，从 1.0g/（kg·d）开始，之后每日增加 0.5~1.0g/kg，一般最大剂量为每日 3.0~3.5g/kg。对出生体重较小的早产儿，需要较长时间肠道外营养者，可通过外周静脉中心置管（PICC）输注营养液，同时应给予非营养性吸吮，以防胃肠功能萎缩。

（三）呼吸管理

1. 吸氧。当早产儿吸入室内空气，经皮血氧饱和度（$TcSO_2$）测定数值低于 85%，并伴有呼吸困难时，应给予吸氧。常见的有头罩吸氧、鼻导管吸氧和暖箱吸氧三种方式。通常，早产儿吸入的气体要尽可能采用有空气与氧气混合的气源，头罩吸氧时，总流量为 5~8L/min；对日龄较大者，可用鼻导管吸氧，氧流量为 0.5L/min 左右。早产儿吸氧必须监测经皮血氧饱和度，严格控制吸入氧浓度，并及时根据 $TcSO_2$ 或血气结果调整吸入氧浓度，一般将 $TcSO_2$ 维持在 88%~93% 即可，不宜高于 95%。

2. 持续气道正压呼吸。对有呼吸困难的轻度或早期新生儿呼吸窘迫综合征（NRDS）、湿肺、感染性肺炎及呼吸暂停等患儿，可使用鼻塞持续气道正压呼吸（CPAP），可使肺泡在呼气末期仍保持正压，有助于萎陷的肺泡重新张开。CPAP 压力以 0.4~0.6kPa（4~6cmH_2O）为宜，吸入氧浓度根据 $TcSO_2$ 应尽快调整至 40% 以下。

3. 机械通气。如用 CPAP 后病情仍继续加重，$PaCO_2$ 升高在 8.0~9.3kPa（60~70mmHg），PaO_2 下降至 6.7kPa 以下，则应改用机械通气。一般先用常频机械通气，根据病情和血气结果调节呼吸机参数，如常频机械通气效果不理想，可使用高频机械通气。

第二节 新生儿重症监护和机械通气

一、新生儿重症监护

（一）监护对象

1. 需要密切监护的高危儿如早产儿、小于胎龄儿、极低、超低出生体重儿过期产儿、窒息儿、产伤儿、溶血病、贫血、感染者、糖尿病母亲的婴儿及遗传烙印儿等。

2. 需要抢救治疗的新生儿如需要呼吸机治疗进行呼吸管理、氧疗、休克、反复惊厥、呼吸暂停、极低出生体重儿、全静脉营养、多脏器功能衰竭、严重心律失常、脱水、酸中毒、溶血病换血和某些外科手术前后等。

（二）主要监护内容

心电监护、呼吸监护、血压监护、体温监护、经皮血氧饱和度监护、血气监护、血糖监测及胆红素监测等。

二、新生儿机械通气

（一）适应证与禁忌证

1. 适应证。严重通气不足、严重换气障碍、神经肌肉麻痹等各种原因引起的呼吸衰竭，如新生儿肺炎、肺出血、肺水肿及新生儿呼吸窘迫综合征；新生儿窒息、脑水肿、颅内出血及中枢神经系统感染；心肺复苏、呼吸肌麻痹、呼吸停止、心脏手术后、新生儿持续胎儿循环、休克等。

2. 禁忌证。没有绝对禁忌证。相对禁忌证：主要有正压呼吸可使病情加重的疾病，如肺大泡、未经引流的张力性气胸、大量胸腔积液未经穿刺引流。

（二）新生儿常用基本通气模式

1. 辅助-控制通气（A/C）。用于病情严重、无呼吸或呼吸微弱患者。

2. 同步间歇/间歇指令通气（SIMV/IMV）。用于有自主呼吸、病情相对较轻患者或病情好转为撤离呼吸机做准备。

3. 持续气道正压（CPAP）。用于新生儿呼吸窘迫综合征早期或病情较轻，新生儿呼吸暂停，做撤离呼吸机过渡阶段。

（三）呼吸机主要参数

1. 吸气峰压（PIP）。

2. 呼气末正压（PEEP）。

3. 呼吸频率（RR）。

4. 吸气时间（Ti）。

5. 潮气量（V）。

6. 流速（FR）。

7. 吸氧浓度（FiO_2）。

（四）呼吸机初始参数

1. 潮气量：6~8ml/kg。

2. 呼吸频率：新生儿 40 次／min 左右；婴儿 30 次／min 左右；儿童 25 次／min 左右。

3. 呼吸比：1：1.5 ~1：2。

4. 吸气峰压：顺应性正常的肺，初调值 0.12~0.15kPa（12~15cmH_2O），顺应性减低的肺部疾病，初调值 0.2~0.25kPa（20~25cmH_2O）。

5. 呼气末正压：0.02~0.04kPa（2~4cmH_2O）。

（五）参数调节

1. PaO_2过低：提高 FiO_2，增加 PEEP、PIP。

2. PaO_2过高：降低 FiO_2、PEEP、PIP。

3. $PaCO_2$过高：增加 RR，提高 PIP，延长呼吸时间，降低 PEEP。

4. $PaCO_2$低：减慢 RR，提高 PEEP。

（六）撤离呼吸机

1. 逐渐降低 FiO_2。

2. 逐渐降低 PEEP 和 PIP。

3. 逐步将 A／C 转换成 SIMV 或压力支持，过渡到 CPAP。

4. 撤机。

第三节　新生儿窒息

一、概述

新生儿窒息（Asphyxia of Newborn）是指婴儿出生后无自主呼吸或呼吸抑制而导致低氧血症和混合性酸中毒。新生儿窒息多为胎儿窒息（宫内窘迫）的延续。本病是围生期小儿死亡和导致伤残的重要原因之一。国内发病率为 5% ~ 10%。窒息的本质是缺氧，凡是造成胎儿或新生儿血氧浓度降低的因素均可引起窒息。包括孕妇、胎盘、脐带异常、分娩等因素。

二、临床表现

根据窒息的轻重，相对地分为轻度（青紫）窒息与重度（苍白）窒息两种。窒息的程度以生后 1 分钟 Apgar 评分法（见表 3-1）为准。

表 3-1　新生儿窒息 Apgar 评分

体征	评分标准			1 分钟	5 分钟	10 分钟
	0 分	1 分	2 分			
皮肤颜色	青紫或苍白	躯干红四肢紫	全身红			
心率（次/min）	无	<100	>100			
弹足底或插鼻管反应	无反应	有些动作如皱眉	哭，喷嚏			
肌张力	松弛	四肢略屈曲	四肢活动好			
呼吸	无	慢，不规律	正常，哭声响			

（1）Apgar 评分 8 ~ 10 分为正常。

（2）4 ~ 7 分为轻度窒息，临床常见皮肤青紫、呼吸变浅或不规则、心率减慢等。

（3）0 ~ 3 分为重度窒息，临床可见皮肤苍白、四肢发冷、呼吸微弱或无呼吸、心率减慢、肌张力松弛等。Apgar 评分于出生后 1 分钟和 5 分钟各评定 1 次，1 分钟评分反映出生后即刻缺氧情况；5 分钟评分则反映中枢抑制的程度，提供远期预后的情况。若出生后 1 分钟评分 8 ~ 10 分而数分钟后又降到 7 分以下者亦属窒息。

三、辅助检查

（1）对宫内缺氧胎儿，可通过羊膜镜或在胎头露出宫颈时取头皮血，或取脐动脉血进行血气分析，血 pH 值<7.0。出生后动脉血气分析 pH 值降低、氧分压降低、二氧化碳分压增高。可有低血糖、电解质紊乱、血尿素氮和肌酐升高等生化指标异常。

（2）对出现呼吸困难者拍摄 X 线胸片，常见两肺纹理增粗紊乱，或见斑片状阴影。头颅 B 超、CT、MRI 检查可发现并发新生儿缺氧缺血性脑病或颅内出血等征象。对心率减慢者查心电图、二维超声心动图、心肌酶谱，可有异常变化。

四、诊断常规

（一）诊断要点

1. 诊断依据。
（1）出生后 1 分钟和（或）5 分钟 Apgar 评分≤7 分。
（2）脐动脉血 pH 值<7.0。
2. 分度诊断。
（1）轻度窒息：出生后 1 分钟 Apgar 评分 4~7 分。
（2）重度窒息：出生后 1 分钟 Apgar 评分 0~3 分。

（二）鉴别诊断

本病注意与新生儿呼吸窘迫综合征相鉴别。后者多见于早产儿，出生后不久出现进行性呼吸困难、青紫、呼气性呻吟等为其特点。死亡率高，死亡多发生在出生后 48 小时内。胸部 X 线检查显示为毛玻璃样改变或支气管充气征伴"白肺"的特异性表现可确诊。

五、治疗常规

尽快完成对患儿及时有效的复苏抢救，尽可能缩短机体缺氧的时间，监测体温、呼吸、心率、尿量等多项指标，了解各脏器受损程度并及时处理。

（一）一般治疗常规

加强护理，复苏前后均须注意保暖，防止并发症的发生。轻度窒息患儿复苏后数小时可以试喂糖水，若无呕吐、腹泻时可喂奶。

（二）复苏治疗

遇存在窒息的患儿出生后应及时进行复苏，多采用国际公认的 ABCDE 复苏方案。A（Airway）清理呼吸道；B（Breathing）建立呼吸，人工通气；C（Circulation）维持循环，保证心搏量；D（Drugs）药物治疗；E（Evaluation）评价。其中 A 为根本，B 为关键。对呼吸、心率和皮肤颜色进行评估应贯穿于整个复苏过程中，遵循：评估—决策—措施—再评估—再决策—再措施的循环往复原则。

在 ABCDE 复苏原则下，新生儿复苏可分为 4 个步骤：①基本步骤，包括快速评估、初步复苏及评估；②人工呼吸，包括面罩或气管插管正压人工呼吸；③胸外按压；④给予药物治疗或扩容输液。

1. 初步复苏。以下操作要求动作迅速，应在出生后 15~20 秒内完成。

（1）清理呼吸道：在胎儿肩娩出前，助产者用手挤捏新生儿的面、颏部排出（或用吸球吸出）新生儿口咽、鼻中的分泌物。娩出后，用吸球或吸管（8F 或 10F）先口咽、后鼻腔清理分泌物。应限制吸管的深度和吸引时间（<10 秒钟），吸引器的负压不超过 13.3kPa（100mmHg）。过度用力吸引可能导致喉痉挛和迷走神经性的心动过缓，并可使自主呼吸出现延迟。

当羊水有胎粪污染时，无论胎粪是稠或稀，胎头一旦娩出，应先吸引口咽和鼻部，可用大吸引管（12F 或 14F）或吸球吸出胎粪，接着对新生儿有无活力进行评估（有活力是指新生儿有规则呼吸或哭声响亮、肌张力好、心率 > 100 次/min），如新生儿有活力，初步复苏继续；如无活力，可采用胎粪吸引管进行气管内吸引。

（2）保暖：新生儿出生后立即用预热的保暖衣被包裹其外。有条件者可用远红外辐射保暖装置代替，不得已时也可用白炽灯等临时保暖，但应防止烫伤。因会引发呼吸抑制，也要避免高温。

（3）摆好体位：肩部用布卷垫高 2~3cm，置新生儿头轻度仰伸位（鼻吸气位）。

（4）触觉刺激：完成以上步骤的处理后若婴儿仍无呼吸，可采用手拍打或手指弹患儿足底或摩擦后背 2 次以诱发自主呼吸，如这些努力均无效，表明新生儿处于继发性呼吸暂停，须做正压人工呼吸。

2. 建立呼吸，维持循环。

（1）初步复苏后立即对婴儿进行评估，对出现正常呼吸，心率>100 次/min，且皮肤颜色逐渐红润或仅有手足青紫者，只须继续观察。

（2）对呼吸暂停或抽泣样呼吸，或心率<100 次/min 及给予纯氧后仍存在中枢性青紫者，应立即应用加压吸氧面罩正压给氧，通气频率 40~60 次/min，吸呼比为 1：2，第一

口呼吸时压力为 $2.94 \sim 3.92kPa$（$30 \sim 40cmH_2O$）以保证肺叶的扩张，之后减为 $1.96 \sim 2.94$ kPa（$20 \sim 30cmH_2O$）。可通过患儿胸廓起伏、呼吸音、心率及肤色来判断面罩加压给氧的效果。如达不到有效通气，须检查面罩和面部之间的密闭性，是否有气道阻塞（可调整头位，消除分泌物，使新生儿的口张开）或气囊是否漏气。面罩型号应正好封住口鼻，但不能盖住眼睛或超过下颌。

大多窒息患儿经此通气后可恢复自主呼吸，心率> 100 次/min，肤色转红，此时可停面罩正压吸氧，改常规吸氧或观察；如心率未到 100 次/min，但有逐渐加快趋势时应继续面罩加压给氧；如心率始终未增快，并除外了药物抑制后，应立即行气管插管加压给氧，使心率迅速上升，若此后心率仍持续< 60 次/min，应加做胸外按压。

持续气囊面罩人工呼吸（>2 分钟），可产生胃充盈，应常规插入 8F 胃管，用注射器抽气和在空气中敞开胃管端口来缓解。

（3）对无规律性呼吸或心率<60 次/min 者，应直接进行气管插管正压通气加胸外按压。

1）气管内插管适应证：有羊水胎粪污染，且新生儿无活力者，须吸净者；重度窒息须较长时间进行加压给氧人工呼吸者；应用面罩加压给氧人工呼吸无效，胸廓无扩张或仍发绀者；须气管内给药者；拟诊先天性膈疝或超低出生体重儿。

2）气管插管的方法：左手持喉镜，使用带直镜片（早产儿用 0 号，足月儿用 1 号）的喉镜进行经口气管插管。将喉镜夹在拇指与前 3 个手指间，镜片朝前。小指靠在新生儿额部提供稳定性。

喉镜镜片应沿着舌面右边滑入，将舌头推至口腔左边，推进镜片直至其顶端达会厌软骨谷。暴露声门，采用—抬—压手法，轻轻抬起镜片，上抬时须将整个镜片平行朝镜柄方向移动，使会厌软骨抬起即可暴露声门和声带。如未完全暴露，操作者用自己的小指或由助手的示指向下稍用力压环状软骨使气管下移有助于看到声门。在暴露声门时不可上撬镜片顶端来抬起镜片。插入有金属管芯的气管导管，将管端置于声门与气管隆凸之间，接近气管中点。插管深度：体重（kg）+6＝唇-端距离。整个操作要求在 20 秒内完成并常规做 1 次气管吸引。插入导管时，如声带关闭，可采用 Hemlish 手法，助手用右示、中两指在胸外按压的部位向脊柱方向快速按压 1 次促使呼气产生，声门就会张开。

3）胎粪吸引管的使用：用胎粪吸引管吸引胎粪时，将胎粪吸引管直接连接气管导管，以清除气管内残留的胎粪。吸引时复苏者用右手示指将气管导管固定在新生儿的上腭，左手示指按压胎粪吸引管的手控口使其产生负压，边退气管导管边吸引，3～5 秒将气管导管撤出。必要时可重复插管再吸引。

4）确定气管插管位置正确的方法：胸廓起伏对称；听诊双侧呼吸音一致，尤其是腋下，且胃部无呼吸音；无胃部扩张；呼气时导管内有雾气；心率、肤色和新生儿反应好转。

3. 维持循环。

（1）胸外按压的指征：适当有效地辅助通气 30 秒后心率仍小于 60 次/min。

（2）胸外按压的部位：胸骨下 1/3 处，按压深度为胸廓前后径的 1/3。

（3）按压有两种方法。①拇指法：双手拇指按压，其余手指环绕胸廓和支撑背部；②双法：以一手的示指、中指按压，另一手支撑背部。

下压时间稍短于放松时间。胸外按压给予辅助通气，按压与通气比率为 3∶1，即 120 次/min 动作中，给予 90 次胸外按压和 30 次通气（3 次按压，1 次通气）。

4. 药物治疗。在新生儿复苏时，很少需要用药。新生儿心动过缓通常足因为肺部充盈不充分或严重缺氧，而纠正心动过缓的最重要步骤是充分地做正压人工呼吸。

在完成气管插管加压给氧，胸外按压等处理 30 秒后再次进行评估，对可能还会存在无反应的部分窒息患儿，应及时给予药物治疗。另外，对于临产前有胎心、出生后无心跳者，应在进行气管插管胸外按压的同时就给予药物治疗。

（1）1∶10 000 肾上腺素：对心搏停止或在 30 秒的正压人工呼吸和胸外按压后，心率持续< 60/min 者，应立即应用，剂量为 0.1~0.3ml/kg（0.01~0.03mg/kg），首选静脉注射，如第一次气管导管内注入，如效果不好，可改用外周静脉注入，气管插管内用药物量 0.1~0.3mg/kg，有条件的医院还可经脐静脉导管给药。必要时每 3~5 分钟可重复 1 次，当心率> 100 次/min 时停用。药物浓度不宜过高，1∶1000 肾上腺素会增加早产儿颅内出血出现的危险。

（2）碳酸氢钠：在一般心肺复苏（CPR）的过程中不鼓励使用碳酸氢钠，但在对其他治疗无反应或有严重代谢性酸中毒时可使用。剂量 2mmol/kg，常用 5% 碳酸氢钠溶液（相当于 0.6mmol/ml）3.3mVkg，用等量 5%~10% 葡萄糖溶液稀释后经脐静脉或外周静脉缓慢注射（>5 分钟）。碳酸氢钠的高渗透性和产生 CO_2 的特性可对心肌和大脑功能造成损害，故应在建立充分人工呼吸和血液灌流后应用，如何再次使用碳酸氢钠治疗持续代谢性酸中毒或高血钾症，应根据动脉血气或血清电解质等结果而定。因该药有腐蚀性不能经气管导管给药。

（3）扩容剂：对有低血容量的新生儿、已怀疑失血或有新生儿休克（苍白、低灌注、脉弱）且对其他复苏措施无反应者须考虑扩充血容量。一般可选择等渗晶体溶液，推荐生理盐水。大量失血时，则需要输入与患儿交叉配血呈阴性的同型血或 O 型血红细胞悬液，首次剂量为 10ml/kg，经外周静脉或脐静脉缓慢推入（>10 分钟）。在进一步的临床评估和反应观察后可重复注入 1 次。给窒息新生儿，尤其是早产儿不恰当的扩容会导致血容量超负荷或发生并发症，如颅内出血等。

（4）多巴胺或多巴酚丁胺：经上述复苏处理后，患儿仍呈持续休克状态时，可考虑应用多巴胺，其作用与剂量有相关性，小剂量 1~4μg/（kg·min）可扩张周围小血管，增加肾血流量；中剂量 5~10μg/（kg·min）可增加心搏出量；大剂量 10~20μg/（kg·min）使血管收缩，有升压作用。使用开寸多从小剂量用起，根据病情变化逐渐增加剂量。多巴酚丁胺是由多巴胺衍生而来的，它主要是增加心肌收缩力，加大心搏出量，但对外周血管的扩张和收缩却无作用，也不增快心率，初采用小剂量 5μg/（kg·min），最大不超过 20μg/（kg·min）。

（5）纳洛酮：纳洛酮为麻醉药拮抗剂。在注射纳洛酮前，必须建立和维持充分的人工呼吸。需要在正压人工呼吸使心率和肤色恢复正常后，但仍出现严重呼吸抑制，及母亲分娩前 4 小时有注射麻醉药物史两个指征同时存在时应用。剂量为 0.1mg/kg，经静脉、气管导管或肌内、皮下给药，可重复给药。由于麻醉药药效时间通常比纳洛酮长，常须重复注射，以防呼吸暂停复发。

母亲为疑似吸毒或持续使用美沙酮镇静剂的新生儿不可用纳洛酮，否则会导致新生儿严重惊厥。

（6）脐静脉插管：脐静脉是静脉注射的最佳途径，用于注射肾上腺素或纳洛酮以及扩容剂和碳酸氢钠。可插入 3.5F 或 5F 的不透射线的脐静脉导管，导管尖端应仅达皮下进入静脉，轻轻抽吸就有回血流出。插入过深，则高渗透性和影响血管的药物可能直接损伤肝脏。务必避免将空气推入脐静脉。

（三）复苏后治疗

窒息缺氧可能会给患儿带来不可逆的神经系统损害，为减少并发症的出现，复苏后的监护至关重要，应加强对患儿体温、呼吸、面色、心率、末梢循环、哭声、眼神、意识状态、吸吮力、肌张力、神经反射、颅内压以及大小便等多项指标的监测。

1. 注意保暖，使患儿处于中性温度，保持体温 36.5℃左右，减少氧耗。

2. 患儿自主呼吸稳定，肤色持续红润半小时后可试停氧气。

3. 若患儿反复出现呼吸暂停，可用氨茶碱静点，首次负荷量 4~6mg/kg，静脉滴注，12 小时后给维持量 2mg/kg，每 8~12 小时给药 1 次。

4. 凡曾气管插管疑有感染可能者，或窒息患儿呼吸已近乎正常但两三日后病情恶化，又再次出现呼吸困难考虑可能为继发肺炎前兆时，都应选用有效的抗生素治疗。

5. 颅内压高、脑水肿明显者，可给予 20%甘露醇 0.25~0.5g/kg 静点，每 6~8 小时 1 次，之后逐渐减量。必要时也可应用地塞米松，每次 0.5~1mg 静脉推注，病情好转后及时停药。

6. 重度窒息患儿，适当推迟开奶时间，以防呕吐物误吸再次导致窒息；如无呕吐时，可抬高上半身，以利于胸廓的扩张，减少心脏负担；胃潴留严重，胃管喂养不能耐受者，可改为静脉补液 50~60ml/（kg·d）。肾功能受损时适量减少液体输入量。

7. 保持电解质和酸碱平衡，常规补充维生素 K_1，排尿正常者第 2 日可加 Na^+ 2~3mmol/（kg·d），3 日后根据血钾测定结果，补 K^+ 1~2mmol/（kg·d），注意预防低血糖、低血钙及坏死性小肠结肠炎的发生。

第四节　新生儿呼吸窘迫综合征

一、概述

新生儿呼吸窘迫综合征（NRDS）又名肺透明膜病（HMD），主要见于早产儿，由于缺乏肺泡表面活性物质而表现为进行性呼吸困难，其病理特征为肺泡至终末支气管管壁上附有嗜伊红透明膜和肺不张。

二、临床表现

出生时多无症状，一般多在 6 小时内出现症状。发病后常表现为烦躁不安，呼吸增快、浅表，呼气时发出呻吟，吸气时出现三凹，呼吸困难与青紫呈进行性加剧。严重者呼吸不规则、缓慢且有暂停。患儿面色青灰或灰白，胸廓开始时较隆起，以后因肺不张而渐下陷，两肺呼吸音大多减低，深吸气时于肺底部可听到少许细湿音。因心肌缺氧可出现心功能不全及周围循环不良的表现，体温常不升，四肢肌张力低下。随着透明膜形成的增多，病情愈加严重，除呼吸衰竭外，可发生昏迷。患儿多在 3 日内死亡。能存活 3 日以上者，当新生儿自身能产生一定量肺泡表面活性物质，随着肺成熟度增加，多有恢复的可能。少数轻型病例，起病可迟至24~48 小时，呼吸困难及青紫较轻，可无呻吟，一般3~4日后逐渐好转。

三、辅助检查

（一）胃液泡沫稳定试验

胃液 1ml 加95%乙醇 1L，振荡 15 秒，静置 15 分钟后沿管壁有一圈泡沫为阳性，可排除 HMD。

（二）卵磷脂/鞘磷脂（US）比值

分娩前羊水或婴儿气管分泌物卵磷脂/鞘磷脂（L/S）比值<2：1，磷脂酰甘油呈阴性或饱和磷脂棕榈卵磷脂< 5mg/L，表示肺未成熟。

（三）血气分析

pH 值下降，$PaCO_2$升高，PaO_2下降，BE 负值增加。

（四）X 线检查

按病情程度可将胸片改变分为 4 级：1 级，两肺野普遍透亮度减低，见均匀散在的细小颗粒和网状阴影；Ⅱ级，除Ⅰ级变化加重外，可见支气管充气征，延伸至肺野中外带；Ⅲ级，肺野透亮度更加减低，心缘、膈缘模糊；Ⅳ级，整个肺野呈白肺，支气管充气征更加明显。

（五）彩色 Dopple 超声检查

可确诊有无新生儿持续肺动脉高压（PPHN）和动脉导管开放。

四、诊断常规

（一）诊断要点

1. 好发于早产儿或剖宫产儿、窒息新生儿及糖尿病母亲生的新生儿。

2. 出生时正常，出生后 2~6 小时出现进行性呼吸困难、呼吸>60 次/min，呼气性呻吟、鼻翼翕动、三凹征、发绀，常压吸氧常不能缓解。

3. 胸部 X 线片显示两肺透亮度普遍下降，呈毛玻璃样改变，伴有支气管充气征。

4. 血气分析：PaO_2下降，$PaCO_2$升高；泡沫试验呈阴性；羊水或气道吸取物卵磷脂/鞘磷脂< 2：1；羊水磷脂酰甘油检查<3%。

5. 排除引起新生儿呼吸困难的其他原因或疾病。

（二）鉴别诊断

通过典型的临床表现和 X 线胸片不难确诊，应与以下疾病鉴别：

1. 湿肺。亦称新生儿暂时性呼吸增快（TTN）。多见于足月儿。系肺淋巴和（或）静脉吸收肺液功能暂时低下，使其积留于淋巴管、静脉、间质、叶间胸膜和肺泡等处，影响气体交换。出生后数小时内出现呼吸增快（＞60 次/min），但吃奶佳、哭声响亮及反应好，重者也可有发绀和呻吟等。听诊呼吸音减低，可有湿啰音。X 线胸片显示肺气肿、肺门纹理增粗和斑点状云雾影，常见毛发线（叶间积液）。对症治疗即可。一般 2~3 日症状缓解消失。

2. B 组链球菌肺炎（Group B Streptococcal Pneumonia）。是由 B 组链球菌所致的宫内感染性肺炎，临床及 X 线胸片表现与本病难以区别。鉴别点为：母亲妊娠晚期有感染、胎膜早破或羊水有臭味史，母血或宫颈拭子培养有 B 组链球菌生长；机械通气时所需参数较低；病程与 RDS 不同。

3. 膈疝。表现为阵发性呼吸急促及发绀。腹部凹陷，患侧胸部呼吸音减弱甚至消失，可闻及肠鸣音，X 线胸片可见患侧胸部有充气的肠曲或胃泡影及肺不张，纵隔向对侧移位。

五、治疗常规

采取综合措施，维持肺通气换气功能，直接给予肺表面活性物质和（或）机械通气治疗，或通过对症处理等待机体自身合成肺表面活性物质，防治并发症。

（一）一般治疗常规

注意保暖，做好口腔护理及清除咽部黏液，保持呼吸道通畅。加强体温、呼吸、心率、血压和血气分析等的监测。保证足够营养和液体的摄入，第 1 日葡萄糖液体量控制在 60~80ml/（kg·d）。以后可逐渐增至 120~150ml/（kg·d），须注意电解质的补充。病情好转后改为经口喂养，热能不足时辅以部分静脉营养。

（二）用药常规

1. 纠正酸中毒。在保持气道通畅，建立有效呼吸的前提下，如存在代谢性酸中毒时可给予适量的碳酸氢钠，具体剂量公式：5%碳酸氢钠（ml 数）＝（-BE）×体重×0.5，先给 1/2 量，稀释为 1.4%后静脉滴注，之后根据血气结果具体调整用量。

2. 维持血压和各脏器的灌注。多巴胺 5~10μg/（kg·min）维持静点；为减轻心脏负荷，扩张肺血管，可用酚妥拉明，每次 0.25~0.5mg/kg，每 4~6 小时静点 1 次。

3. 关闭动脉导管。恢复期如患儿突然出现青紫、呼吸困难、胸骨旁 2~3 肋间闻及收缩期或连续性杂音，应考虑合并动脉导管未闭。此时应严格限制液体入量，并给予利尿剂，如呋塞米；如动脉导管仍不关闭者，可静脉注射抑制前列腺素 E 合成的药物吲哚美辛

（消炎痛），首剂 0.2mg/kg，第 2、3 剂每次 0.1mg/kg，每 12 小时用药 1 次，共 3 次。吲哚美辛可致暂时性肾功能不全，一过性少尿，少数患儿可出现胃肠道出血，应予注意。也可应用布洛芬，首剂 10mg/kg，第 2、3 剂每次 5mg/kg，每 24 小时用药一次，用药无效时可考虑手术结扎。

4. 肺表面活性物质（PS）替代疗法。

（1）肺表面活性物质的种类。①天然表面活性物质：从人羊水或动物肺（牛肺或猪肺）中提取的 PS；②人工合成制剂：人工合成的二棕榈卵磷脂酰胆碱（DDPC）和磷脂酰甘油（PC）按一定比例配方合成，疗效不太理想；③混合制剂：人工合成制剂中加入少量天然制剂，可提高疗效。三种制剂中以天然 PS 效果最好，但价格较昂贵，半衰期短（8~12 小时），有时须应用 2~3 次。

（2）使用方法：NRDS 一经确诊，PS 应尽早使用（生后 24 小时内），愈早使用效果愈好。用替代疗法时，PS 须从气管插管中注入，首次剂量 100~200mg/kg，因制剂不同，用药剂量不同，具体见药物说明书。为了使药液在各肺叶均匀分布，还须应用复苏囊再加压通气 1~2 分钟，以便药物尽可能地进入肺深部。PS 起效快，大多患儿用药 1~2 小时后呼吸窘迫症状明显减轻，血气分析改善。给药次数应根据具体病情需要而定。

5. 抗生素的应用。因 NRDS 多与 B 族溶血性链球菌感染性肺炎相像，不易鉴别，遇有症状患儿多主张给予青霉素 200 000~300 000U/kg，分 3~4 次静滴或肌注。另外，行气管插管机械辅助呼吸的患儿，易继发感染，可选用三代头孢如头孢他啶、头孢噻肟钠等予以预防。

（三）其他治疗

改善机体缺氧状态，使 PaO_2 维持在 6.7~9.3kPa（50~70mmHg），SO_2 维持在 88%~93%，不宜超过 95%，以防高浓度氧对早产儿视网膜发育造成影响。

1. 吸氧。根据具体缺氧和发绀的程度可选用鼻导管吸氧、面罩或头罩吸氧等方式及吸氧持续时间的长短。

2. 鼻塞持续气道正压呼吸（CPAP）。对于吸入 60% 浓度氧后，PaO_2 仍低于 6.7kPa（50mmHg），自主呼吸尚好的患儿可采用 CPAP，调节压力至 0.49~0.98kPa（5~10cm H_2O），压力过高会影响 CO_2 排出，导致肺泡破裂，心搏出量降低。治疗原理：CPAP 能在整个呼吸周期提供一定水平的正压，使肺功能残气量增加，防止肺泡萎陷形成不张。

3. 机械通气。如吸氧浓度已述 80%，或应用 CPAP 后而 PaO_2 仍 <6.7kPa（50mmHg）或 $PaCO_2$>8kPa（60mmHg），或频发呼吸暂停者，须行气管插管应用呼吸机辅助呼吸。多采用间歇正压通气（IPPV）或同步间歇指令通气（SIMV）加呼气末正压呼吸（PEEP），吸气峰压不超过 2.9kPa（30cmH$_2$O），呼吸频率 30~40 次/min，呼吸比（I/E）= l/（1~2），PEEP 压力 0.4~0.6kPa，吸氧浓度开始时高，以后渐减至 400/0。对严重患儿常规机械通气无效时，可改用高频通气或体外膜肺。

第五节　新生儿肺出血

新生儿肺出血是指肺的大量出血，至少影响肺的两个大叶，不包括肺的散在的局灶性小量出血。本病发生在许多严重原发疾病的晚期，发病率约占活产婴儿的 1‰~5‰。

一、诊断要点

（一）具有肺出血原发病和高危因素

如窒息、肺透明膜病、早产和低体重儿、寒冷损伤、败血症、先心病等。应用肺表面活性物质不足且伴有 PDA 的患儿也易发生。

（二）在原发病基础上病情恶化

1. 全身症状。皮肤苍白、发绀或发花、反应差、低血容量休克。
2. 呼吸表现。呼吸困难，吸气性三凹征，发绀，肺部听诊呼吸音减低或有湿啰音。
3. 出血表现。自鼻、口腔或于气管插管内流出或吸出泡沫样血性液体。

（三）X 线检查

两肺门血管影增宽，在原发病基础上出现网状或斑片状阴影，大量出血时两肺透亮度明显降低呈白肺。心影轻至中度增大，以左室增大较为明显。

（四）实验室检查

1. 血气分析。PaO$_2$下降，PaCO$_2$升高；代谢性或混合型酸中毒。
2. 血常规。红细胞和血小板减少。
3. 凝血机制。继发于 DIC 者 PLT、FDP 等异常。

二、治疗

（1）积极治疗原发病，注意保暖，限制液量在 80~100ml/（kg·d），纠正酸中毒。

（2）呼吸管理：保持气道通畅，正压机械通气。

（3）止血药的应用：维生素 K_1、立止血、止血敏等。

（4）维持循环功能，纠正低血容量，对肺出血致贫血的患儿可输注新鲜血，每次 10~15ml/kg，维持血 PCV 在 45% 以上。可用多巴胺维持血压。

（5）纠正凝血机制障碍：为预防 DIC 发生，可用超小剂量肝素或输新鲜血浆、浓缩血小板等。

（6）控制感染：根据情况选用抗生素。

第六节　新生儿颅内出血

一、概述

颅内出血是新生儿期常见的严重脑损伤，其发生与出生期缺氧及产伤有密切关系。死亡率高，存活者常留有神经系统后遗症。早产儿和低体重儿尤为多见，主要表现中枢神经系统的兴奋或抑制，重者可在新生儿期死亡，是新生儿早期死亡的重要原因之一。由缺氧所致者，多见于早产儿和低体重儿，出血多发生在脑室内、脑室周围。由产伤所致者，多见于足月儿及异常分娩的新生儿，最常见的产伤多由于分娩过程中胎头受挤压、牵拉，过度变形或变形过快而引起颅内血管破裂。

二、临床表现

与出血的部位及出血量的多少有关。多数在出生后或 1~2 日内出现症状，也可在新生儿晚期出现症状。其一般的表现为精神差或不安，易吐乳，前囟稍隆起，面肌有时有小抽动。病情较重者，可有躁动，频繁尖叫，前囟凸起且紧张，时有全身性抽动，呼吸不规则，面色发绀，嗜睡，不会吮奶。严重者反复频发惊厥或呈昏迷状态，肌张力低下，对刺激无反应，生理反射消失，呼吸表浅、不规则及呼吸暂停、呼吸衰竭。

三、辅助检查

（一）出血量

多时可出现红蛋白、红细胞、红细胞压积降低等贫血表现，出血、凝血时间延长。

（二）腰椎穿刺

做脑脊液检查对诊断蛛网膜下隙出血、脑室出血及排除颅内感染有临床意义。由于临床上病情较重，新生儿不易耐受此检查，且放出脑脊液后颅内压降低有加重出血的可能，故应慎重。

（三）硬膜下穿刺

疑有硬膜下出血者，可经前囟侧角穿刺，若出血多时可抽出血性液体。

（四）颅脑超声、CT 及磁共振检查

可提示出血部位、程度及范围，可作为确诊依据，有助于及时治疗和判断预后。根据颅脑超声或 CT 检查可将脑室周围-脑室内出血分为 4 级：Ⅰ级为脑空管膜下出血；Ⅱ级为脑室内出血，无脑室扩张；Ⅲ级为脑室内出血伴脑室扩张；Ⅳ级为脑室内出血伴脑实质出血。头颅 CT、MRI 还可发现硬脑膜下出血、脑室周围-脑室内出血、蛛网膜下隙出血、脑实质出血等颅内出血的病理类型。

四、诊断常规

（一）诊断要点

1. 有异常分娩史、窒息复苏史、早产低出生体重史。
2. 临床上有神经系统兴奋与抑制的症状和体征。
3. 影像学检查如头颅 B 超、CT、MRI 证实有颅内出血。

（二）鉴别诊断

1. 化脓性脑膜炎。除了有惊厥等神经系统症状外，感染引起的中毒症状较明显。并常有原发感染灶，腼脊液检查有助于诊断。
2. 新生儿 HIE。有宫内缺氧和产时窒息史，常有神经系统症状和体征。但头颅 B 超和 CT 示低密度影病灶有助于诊断 HIE。

五、治疗常规

采取综合措施，脱水降颅压、控制惊厥，止血，对症处理，恢复脑功能，尽可能预防和减少后遗症。

（一）一般治疗常规

保持安静，加强护理，注意保暖，避免搬动，抬高患儿头肩部（150~300cm）。保持呼吸道通畅，缺氧时及时给氧。一般情况好转后再开始喂奶，停乳期间，保证热量及液量供给并控制液量在60~80ml/（kg·d），有呕吐者酌情加量，并补给一些含钠液，保持血压稳定。重症患儿开奶应延迟至出生后24~48小时。

（二）用药常规

1. 止血。维生素 K_1 5 mg/d，静脉注射或肌内注射，连用 3 ~ 5 日；酚磺乙胺125mg/ kg，静点，分几次。维生素 C、立止血也可应用，有条件者可输鲜血或血浆10ml/kg。

2. 控制惊厥。减少外界干扰，惊厥者给予镇静止痉药，如苯巴比妥钠，负荷量15~20mg/kg 静脉滴注或肌内注射，如未控制可间隔5~10分钟后再追加5mg/kg（最大负荷量为30mg/kg），12 小时后给维持量5mg/（kg·d），分 2 次静注或肌注，连用3~5日。或应用地西泮0.1~0.3mg/kg 缓慢静推。

3. 降低颅内压。颅内压增高者，可给予呋塞米 1mg/kg，静脉注射，间隔 6~8 小时后可重复给药 1 次。严重时可加用地塞米松0.5mg/（kg·次），12 小时 1 次，连用 3 日；白蛋白（0.5g/kg·次）静脉点滴，每日1~2 次，做三联治疗。脑水肿严重，经以上治疗效果不佳时，可慎用 20% 甘露醇0.25~0.5g/kg，30 分钟内静脉滴入，每6~8 小时 1 次。

4. 营养脑细胞，恢复脑功能。胞磷胆碱125mg/d，静脉滴注，连用 10 ~ 15 日；或脑活素 2~5ml/次，静脉滴注，连用 10 日；也可用 1,6-二磷酸果糖250mg/（kg·d），连用5~7 日。

（三）其他治疗

1. 硬膜下穿刺。颅压高的硬膜下血肿患儿可行硬膜下穿刺，每次放液量<15ml，每日1 次，可降低颅内压，去除积血，防止日后粘连。若硬膜下血肿治疗 10 ~ 14 日仍不见好转，应考虑手术治疗。

2. 腰椎穿刺。脑室周围-脑室内出血者发生进行性出血后脑室扩张且病程>4 周时，可通过反复腰穿放出脑脊液，缩小脑室，防止脑积水的出现。同时可以应用减少脑脊液生成的药物，如碳酸酐酶抑制剂乙酰唑胺15mg/（kg·d），或呋塞米 1~2mg/（kg·d）。梗阻性脑积水经药物治疗无效时，可考虑做脑室-腹腔分流术。

（1）腰穿操作方法：患儿侧卧位，颈部和髋部轻度屈曲，首选腰椎 4~5 间隙进针。

当穿刺针进入蛛网膜下隙后，颈髋部应放松，保持舒适伸展姿态，使脑脊液自然流出，术毕去枕平卧 6 小时。

（2）腰穿注意事项：①腰穿开始时间，取决于脑室进行性扩张的程度，扩张较快者宜早行腰穿，可为减少脑室扩张的机会赢得时间。据报道最早腰穿日龄为出生后 6 日，一般在生后 2 周左右；②腰穿间隔时间，治疗初期应每日进行腰穿，直至脑室不再进行性扩张或缩小，再延长间隔直至停止。若腰穿间隔太长，则无治疗意义；③每次腰穿放液量，在脑室扩张的情况下，即使压力不高，每次放液量应在 8～10ml，最多可达 14ml。每次放液量<5ml 不能起到治疗作用；④腰穿疗程，一般在 1 个月内，最长为 2 个月。若过早结束，常因脑脊液循环通路的阻塞还未解决，或侧支循环尚未形成，脑室常可重复扩张，因此，应由 B 超证实脑室形态确无动态变化时方能停止腰穿。此外，连续腰穿治疗宜由有经验的新生儿医师施行，以避免腰穿损伤而影响规范疗程。腰穿时应严格遵守操作规程，应存常规消毒铺巾下进行，防止感染。

3. 手术治疗。对硬膜下穿刺放液 10 日后出血量无明显减少者可采用硬膜下隙开放引流或分流术。对腰穿放液后脑室仍有扩大者（每周头隔增长＞2cm）可采用侧脑室引流术。

第七节　新生儿缺氧缺血性脑病

一、概述

新生儿缺氧缺血性脑病（Hypoxic Ischemic Encephalopathy，HIE）是指由各种围生期因素引起的部分或完全缺氧、脑血流减少或暂停而导致胎儿和新生儿脑的缺氧缺血性损害而表现中枢神经系统异常的一种疾病。早产儿发生率明显高于足月儿，但由于足月儿在活产新生儿中占绝大多数，所以仍以足月儿多见。新生儿缺氧缺血性脑病是导致小儿神经系统后遗症的常见病之一。

二、临床表现

（一）一般表现

1. 宫内窘迫史或出生后窒息史。

2. 出生后 24 小时内出现神经系统症状。

（二）临床表现

出生后 12~24 小时内出现以下异常神经系统症状，并根据临床表现，将本病分为轻、中、重三度。

1. 轻度。兴奋，拥抱反射稍活跃。

2. 中度。嗜睡、迟钝，肌张力减低，拥抱、吸吮反射减弱，常伴惊厥，可有轻度中枢性呼吸衰竭，瞳孔缩小，前囟紧张或稍膨隆。

3. 重度。昏迷，松软，拥抱反射、吸吮反射消失，惊厥常见或持续性，常有中枢性呼吸衰竭，瞳孔不对称扩大，对光反应消失，前囟膨隆、紧张。

三、辅助检查

（一）血清酶学检查

（1）神经元特异性烯醇化酶（NSE）：HIE 时血浆中 NSE 活性升高。

（2）血清磷酸肌酸激酶（CPK）：同工酶 CK–BB 升高可作为早期诊断，估计病情（分度），判断预后较特异的指标。

（3）血清乳酸脱氢酶（LDH），天门冬氨酸转氨酶（AST，即谷草转氨酶 GOT）：即 3 日后活性明显增高，则示预后不良，但不能作为诊断 HIE 和分类的依据。

（二）B 超

可见缺氧件病变（如脑水肿、基底神经节和丘脑损伤）及缺血性病变（如脑动脉梗死、脑室周围白质软化）。

（三）CT

脑室周围呈弥漫性或不对称性低密度区，与 B 超相比，CT 对近颅骨部位的病变诊断率较高，对脑软化的显示较明显。

四、诊断常规

（一）诊断依据

同时具备以下 4 条者可确诊，第 4 条暂时不能确定者可作为拟诊病例。

1. 有明确的可导致胎儿宫内窒息的异常产科病史以及严重的胎儿宫内窘迫表现〔胎

心<100 次，持续 5 分钟以上；和（或）羊水Ⅲ度污染〕。

2. 出生时有重度窒息，指 Apgar 评分 1 分钟≤3 分，并延续至 5 分钟尺寸仍≤5 分；或者出生时脐动脉血气 pH 值≤7. 00。

3. 出生后 24 小时内出现神经系统表现，如意识改变（过度兴奋、嗜睡、昏迷），肌张力改变（增高或减弱），原始反射异常（吸吮、拥抱反射减弱或消失），惊厥，脑干症状、体征（呼吸节律改变、瞳孔改变、对光反应迟钝或消失）和前囟张力增高。

4. 排除低钙血症、低血糖症、感染、产伤和颅内出血等为主要原因引起的抽搐及遗传代谢性疾病和其他先天性疾病所引起的神经系统疾患。

（二）鉴别诊断

1. 先天性病毒感染。新生儿巨细胞病毒、弓形虫等感染可出现惊厥、病理性黄疸、肝脾肿大、特异性抗原、抗体等呈阳性，头颅 CT 及 B 超常显示脑钙化灶或脑水肿。

2. 中枢神经系统感染。常有感染病史或感染灶，并有发热、抽搐、全身中毒症状及脑膜刺激征、血 C 反应蛋白升高，脑脊液异常。

3. 其他疾病。先天性脑发育异常、低钙血症、产伤、母产前使用麻醉剂、镇静剂等，有相应病史与实验室检查特点。

五、治疗常规

维持良好通气，稳定内环境，改善脑血流及促进神经细胞代谢，积极对症处理，早期进行干预和康复训练，力争恢复受损神经细胞的功能，减少或减轻后遗症的发生。

（一）一般治疗常规

加强护理、保暖。根据病情尽早开始喂奶或喂糖水。监测血气、血生化指标，动态观察头颅 B 超等，根据各项指标分析病情，指导治疗，维持生命体征稳定。

（二）用药常规

1. 出生后 3 日内的治疗。可归纳为"三维持"和"三对症"治疗。

（1）维持良好的呼吸功能和稳定的内环境：窒息复苏后吸氧，遇呼吸困难、缺氧明显者，适当加大氧浓度和延长吸氧时间，使血氧分压（PaO_2）维持在 6.7～9.3kPa（50～70mmHg）；重度呼吸性酸中毒者，可行呼吸机辅助呼吸并拍摄胸片了解肺部病变性质；小剂量碳酸氢钠纠正酸中毒；保持正常 pH 值。

（2）维持良好的循环，保持心率和血压在正常范围：当心率<120 次/min、心音低钝，

或皮肤苍白、肢端发凉（上肢达肘关节，下肢达膝关节），前臂内侧皮肤毛细血管充盈时间延长≥3秒时，应考虑缺氧缺血性心肌损害存在，可给予小至中剂量多巴胺2.5~5.0μg/（kg·min）静点，根据病情还可加用多巴酚丁胺和果糖。

（3）维持血糖的适当水平：为保证神经细胞代谢水平，降低脑损伤程度，HIE患儿的血糖应控制在正常值的高限5.0mmol/L，可通过调减葡萄糖输入调节血糖，速度以6~8mg/（kg·min）为宜。若患儿一般症状尚可，无明显颅压增高、呕吐、腹胀和频繁惊厥等表现，应尽早经口或鼻饲糖水或奶，以防白天血糖过高，夜间血糖过低。

（4）限制液量和降低颅内压：出生后3日内，新生儿脑水肿较明显，静脉输液量应限制在60~80ml/（kg·d），速度控制在3ml/（kg·h）左右，并保证所有液体在24小时内匀速滴入；颅压增高多于出生后4小时出现，在24小时左右表现最明显，若患儿出生后第1日即表现前囟张力增加，可应用小剂量20%甘露醇0.25~0.5g/kg。每4~6小时可重复给药1次，必要时还可加周呋塞米0.5~1mg/kg静注，力争使颅压在2~3日内明显降低。甘露醇应在症状改善后逐渐延长用药间隔时间，逐渐停药。对有肾功能损害者，甘露醇应慎用。

（5）控制惊厥：HIE惊厥常在12小时内发生，止痉药首选苯巴比妥钠，负荷量为15~20mg/kg缓慢静推或肌注，12小时后改为5mg/（kg·d）维持量，分2次应用。若惊厥未能控制，也可在首次给药间隔15~20分钟后追加用药，每次5mg/kg，直至最大负荷量达30mg/kg；反复出现惊厥时可加用短效镇静剂，如水合氯醛50mg/kg灌肠；必要时也可缓慢静推地西泮，每次0.1~0.3mg/kg。对呈现兴奋、易激动的重度窒息患儿，也可早期即应用苯巴比妥钠，每次10~20mg/kg。

（6）消除脑干症状：重度HIE患儿可出现深度昏迷，呼吸节律不齐或呼吸暂停等呼吸中枢受抑制表现；皮肤苍白、肢端发凉、心音低钝，皮肤毛细血管充盈时间延长；瞳孔缩小或扩大，对光反射消失；眼球固定或有震颤；或频繁发作惊厥且用药物难以控制等症状，此时可考虑应用纳洛酮，剂量为0.05~0.10mg/kg静脉注射，随后改为0.03~0.05mg/（kg·h）静点，持续4~6小时，连用2~3日或直至症状明显好转。

（7）其他：出生24小时后即可开始应用促进神经细胞代谢的药物；合并颅内出血者，可静注或肌注维生素$K_1$5mg/d，连用2~3日；为有效清除氧自由基，可静点维生素C 0.5g/d或口服维生素E 10~50mg/d。

2. 出生后4~10日的治疗。

（1）促进神经细胞代谢的药物：出生后24小时即可开始应用胞磷胆碱100~125mg/d，或丽珠赛乐（国产脑活素）2~5ml/d，加入50ml液体内静点，10~14日为1个疗程，上述二药可任选一种或合用。

（2）复方丹参注射液：复方丹参注射液每日 6~10ml，分 2 次静点，能有效调节微循环，改善脑缺血区血液的供应，出生后 24 小时即可开始应用，连用 10~14 日为 1 个疗程。

（3）判定治疗效果：①经以上治疗后，中度和部分重度患儿大多从第 4~5 日病情即开始出现好转，表现惊厥停止、颅压增高消失、肌张力逐渐恢复、会哭和吮乳，至第 7 日，最多至第 9 日病情会明显好转，此类患儿继续治疗至 10~14 日便可出院；②部分重度 HIE 患儿，经治疗 10 日左右后病情可仍无明显好转，意识淡薄或消失，肌张力低下，原始反射引不出，或仍有惊厥和颅压增高，提示预后不良，此时需要延长治疗时间和进行强化治疗，同时应注意供给足够的奶量和热量，以防低血糖。

3. 出生 10 日后的治疗。主要是针对重度 HIE 患儿并经上述治疗效果不满意者，须继续治疗以防止或减轻神经系统后遗症。

（1）促进神经细胞代谢药物强化治疗：尚存在争议，有待进一步深入研究，常用丽珠赛乐、复方丹参注射液、神经节苷脂（GM-I），可反复应用 2~3 个疗程，以强化治疗效果。有条件者还可加用碱性成纤维细胞生长因子（bFGF）治疗。

（2）新生儿期的干预。①视觉刺激法：逗引患儿看人脸，或将色彩鲜艳的气球挂在患儿床头，反复引起其注意；②听觉刺激法：每日播放音调悠扬而低沉的优美乐曲，每次 15 分钟，每日 3 次，乐曲不宜频繁更换；③触觉刺激法：在音乐背景下柔和地抚摸和按摩患儿，被动屈曲其肢体以及不断变换体位等；④前庭刺激法：拥抱患儿时给予适当的摇晃和震荡。

（3）动态监测：注意感官、智力和运动功能等方面的动态监测，遇有异常者，应尽早地在专业医师指导下进行康复训练。

（三）其他治疗

目前，谷氨酸受体拮抗剂、NO 合成抑制剂、钙通道阻滞剂、氧自由基清除剂、促红细胞生成素、亚低温、大剂量苯巴比妥等新疗法尚在研究中，且多仅用于动物实验。亚低温疗法（降低脑温或体温 2~4℃）逐渐受到关注，现已进入临床研究阶段。

第八节　新生儿败血症

一、概述

新生儿败血症是指各种致病菌侵入新生儿血液循环并在血液中生长繁殖，产生大量毒素使患儿出现严重感染中毒症状的全身感染性疾病。引起新生儿败血症的病原菌种类很多，但致病力强弱不同，最重要的病原菌是大肠杆菌及金黄色葡萄球菌。宫内或分娩时感染的病原菌以革兰阴性杆菌居多，出生后感染病原菌则以革兰阳性球菌占优势。感染途径包括宫内感染、产时和产后感染。本病是新生儿常见的危急重症，亦是新生儿死亡的主要原因之一。

二、临床表现

常为非特异性症状，早期精神食欲欠佳、哭声弱、体温不稳定；病情发展快且露，短期内即可出现不吃、不哭、不动、面色差、精神萎靡、嗜睡。体壮儿常发热，体弱儿、早产儿日常体温不升。有如下特殊表现时提示败血症：①黄疸迅速加重或退而复现，可为败血症的唯一表现；②呼吸窘迫；③出血倾向及贫血迅速加重；④休克、低血压；⑤较晚出现的肝脾肿大；⑥其他，如呕吐、中毒性肠麻痹、硬肿、惊厥。

三、辅助检查

（一）外周血象

患儿白细胞总数增高，也可正常，严重者可明显降低。一般认为，白细胞总数<$5×10^9$/L，或出生3日后白细胞总数>$20×10^9$/L，杆状核白细胞（I）和中性粒细胞（T）的比值 I/T≥0.16 时，对败血症的诊断意义较大。如白细胞内有中毒颗粒则更有助于诊断。重症患儿因细菌毒素破坏红细胞。出现红细胞数及血红蛋白值降低，并可有血小板减少现象。

（二）病原学检查

可作为诊断依据，并指导治疗。

1. 细菌培养。有以下几种情况：①血培养检查呈阳性，尤其是双份血培养或连续2次血培养均得同一细菌或1次血培养呈阳性，但从尿液、脑脊液、浆膜腔液或非暴露病灶处分离出或涂片找到同一细菌可作为确诊的依据。②疑有尿路感染时，在耻骨联合上穿刺抽取尿液检菌及进行培养。如非穿刺尿液白细胞>$0.2×10^9$/L，细菌数>$1.0×10^5$/L可诊断为尿路感染。③对于疑有宫内细菌感染的新生儿，可在出生后2小时内做鼻、咽、耳窝分泌物及胃液培养。胃液涂片有细菌或白细胞超过4个，Hp为阳性，但若在出生12小时后才做胃液培养，如呈阳性则多属于污染菌。④可做皮肤、脐部感染病灶，眼或外耳道分泌物培养及涂片检查病原菌，对诊断有一定参考价值。如得到与已知培养相同的细菌，则可能为引起败血症的原发病灶。但须注意其检测结果也有可能与血培养不一致。⑤对于疑有合并化脓性脑膜炎的患儿，应进行腰穿检查，脑脊液呈化脓性表现，细菌培养可呈阳性。必须注意如果患儿曾用过抗生素治疗，其脑脊液培养可能为阴性，但脑脊液涂片检查细菌时有可能找到细菌，所以在做培养的同时，必须做涂片找细菌科。此项检查不仅有助于确定败血症的病原，增加检查阳性率，也可以反映病情的严重程度。

2. 病原菌抗原检测。有如下情况：①采用对流免疫电泳（CIE）、酶联免疫吸附试验（ELISA）、乳胶颗粒凝集（LA）等方法用于血、脑脊液和尿中致病菌抗原检测；②基因诊断方法，应用质粒（Plasmid）分析、限制性内切酶分析（Restriction Endonuclease Analysis. REA）、核酸杂交（Nucleic Acid Hybridization）、聚合酶链式反应（PolyMerase Chain Reaction，PCR）等方法用于鉴别病原菌的生物型和血清型，有利于寻找感染源。

3. 红细胞沉降率及C反应蛋白测定。血沉及C反应蛋白检查有助于诊断，亦可用于观察疗效及判断预后。新生儿采用微量血沉检查，一般认为血沉≥15mm/h常提示有严重感染。如果患儿有诱发败血症的病因，并有其临床表现，而无肺炎等其他感染性疾患，血清C反应蛋白呈阳性或≥15μg/ml，可临床诊断为败血症。在治疗过程中复查C反应蛋白，如较前迅速降低，则提示治疗有效。如降低不明显甚至继续增高，表示疗效差，预后不佳。因此，动态观察C反应蛋白的变化并结合临床综合分析，不仅有助于新生儿败血症的早期快速诊断，而且对于疗效观察和预后判断有指导价值，不仅有助于新生儿败血症的早期快速诊断，而且对于疗效观察和预后判断有指导价值。

4. 血清胆红素检查。可作为败血症诊断的辅助指标。由于细菌毒素对红细胞膜的直接作用和对肝脏以及胆红素代谢的影响，大多数患儿血清总胆红素升高，以直接胆红素升高为主，或虽以间接胆红素升高明显，但直接胆红素＞25.65μmol/L。如感染控制后，红细胞不再过多破坏，肝细胞肿胀消退，血清胆红素应逐渐下降。

5. 鲎试验。用于检测血和体液中细菌内毒素，呈阳性提示有革兰阴性细菌感染。

四、诊断常规

（一）诊断要点

1. 母亲多有胎膜早破、产程延长、产前或产时感染发热等病史，或患儿常有脐部感染或其他皮肤黏膜破损等感染灶。

2. 临床症状无特异性，患儿可有不吃、不哭、不动、发热或体温不升、面色苍白、反应低下、体重不增等。可伴黄疸、肝脾肿大、皮肤黏膜瘀点、瘀斑、呼吸急促或暂停、心律失常等。

3. 晚期可并发化脓性脑膜炎、肺炎、坏死性小肠结肠炎、呼吸窘迫、肺出血、休克、DIC 等。

4. 血白细胞明显升高或降低，I/T≥0.16，C 反应蛋白升高。病灶渗出物、脑脊液、尿等培养呈阳性或检出细菌抗原。

5. 血培养呈阳性。

具备上述第 1~4 项可临床诊断本病，同时具备第 5 项可确诊。

（二）鉴别诊断

1. 颅内出血。出现神经系统症状或合并有脑膜炎时，应与颅内出血相鉴别。颅内出血有产伤或窒息史，大多发病早，出生后 1~2 日起病，脑脊液可为均匀血性或有皱缩红细胞而无炎性变化。

2. 呼吸道疾病。表现呼吸急促、青紫等呼吸系统症状时，应与肺炎、肺不张、肺透明膜病等呼吸系统疾病相鉴别。可根据肺部体征及 X 线胸片结果进行鉴别。

3. 消化道疾病。有呕吐、腹胀时应与新生儿腹泻鉴别。单纯腹泻一般状态好，无发热及中毒表现。

五、治疗常规

认真清除局部感染灶，积极选用有效的抗生素抗感染治疗，加强护理和对症处理，维持重要脏器功能，防治并发症。

（一）一般治疗常规

注意保暖或降温、维持体温的恒定，加强口腔、脐部等皮肤黏膜的护理、消毒，清除局部病灶，供应足量的液体和营养物质，纠正酸中毒及缺氧，维持水和电解质平衡。

（二）用药常规

主要指抗生素治疗。早诊断、早用药；选用杀菌能力强并易透过血脑屏障的抗生素，病原菌未明确前根据临床经验和治疗后的效果选用 1~2 种抗生素，明确病原菌后根据药敏试验选择 1 种药物；疗程应足，一般需 7~14 日，有并发症出现时疗程可适当延长至 3 周以上；原则上应静脉用药；遇患儿为出生后不久的新生儿、早产儿或为肝肾功能不成熟的患儿，用药次数和剂量要适当减少。

1. 病原菌未明确前用药。可选用氨苄西林，剂量为 100mg/（kg·d），分 2 次静脉滴注，疑似为脑膜炎者剂量可加倍。

2. 病原菌明确后用药。

（1）针对革兰阳性菌的抗生素：

1）青霉素类抗生素：适用于链球菌属（包括 B 族溶血性链球菌、肺炎链球菌、D 族溶血性链球菌如粪链球菌等）败血症，可应用青霉素 50 000~150 000U/（kg·d），分 2~3 次静脉滴注；若耐药可加大青霉素用量，剂量改为 100 000~200 000U/（kg·d），分 2~4 次静脉滴注；对于葡萄球菌属（包括金黄色葡萄球菌和凝固酶阴性的葡萄球菌）败血症，因青霉素普遍耐药，常选用耐酶的青霉素，如苯唑西林或氯唑西林，具体应用为体重 <1200g 和 1200~2000g（日龄在 7 日内）的新生儿，剂量为 50mg/（kg·d），分 2 次静脉滴注；对体重 1200~2000g（日龄大于 7 日）和 >2000g（日龄在 7 日内）的患儿，剂量为 50~100mg/（kg·d），分 3 次给药；对 >2000g（日龄大于 7 日）的患儿，剂量 50~100mg/（kg·d），分 4 次同前给药。

2）第一、第二代头孢菌素类抗生素：适用于部分革兰阳性菌，如葡萄球菌败血症，常用药物有头孢唑啉（先锋霉素 V 号），剂量为 20~25mg/（kg·次），每日 2 次，较大儿可为每日 3 次，静脉滴注，但该药不易透过血脑屏障；或用头孢呋辛，剂量为 25~50mg/（kg·次），每日 2~3 次。

3）万古霉素：主要适用于耐甲氧西林金黄色葡萄球菌败血症，为二线用药，剂量为 10~15mg/（kg·次），每日 2~3 次静脉滴注。

4）替考拉宁：同样适用于耐甲氧西林金黄色葡萄球菌败血症，剂量为 8mg/（kg·d），每日 1 次静脉滴注。

（2）针对革兰阴性菌的抗生素。

1）第三、第四代头孢菌素类抗生素：适用于大肠杆菌、沙门杆菌败血症及院内感染败血症，常用药物有头孢噻肟，剂量为 50mg/（kg·次），每日 2~3 次静脉滴注。因该类药易透过血脑屏障，对绿脓杆菌败血症并发化脓性脑膜炎者，可选用头孢曲松，剂量为 50~75mg/（kg·次），每日 1 次静脉滴注，或头孢他啶 50mg/（kg·次），每日 2~3 次静脉滴 75mg/（kg·次），每日 1 次静脉滴注，或头孢他啶 50mg/（kg·次），每日 2~3 次静脉滴注。对多重耐药菌，如阴沟肠杆菌等所致的严重败血症，还可选用第四代头孢菌素类抗生素，如头孢吡肟、头孢匹罗、头孢唑兰等。

2）氧哌嗪青霉素（哌拉西林）：常用于大肠杆菌败血症，易透过血脑屏障，且对革兰阳性菌也有一定的杀菌效果，剂量为 50~100mg/（kg·次），每日 2~3 次静脉滴注。

（3）针对厌氧菌的抗生素：对厌氧菌败血症常选用甲硝唑，剂量为 7.5~15mg/（kg·次），每日 2 次，较小儿每 2 日 1 次，静脉滴注。

（4）针对其他病原菌的抗生素：导致新生儿败血症的病原菌还有衣原体、支原体、立克次体和螺旋体等，可选用大环内酯类抗生素，如红霉素 10~15mg/（kg·d），分 2~3 次静脉滴注。

（三）其他治疗

1. 对症治疗。

（1）清除感染灶：应用 3% 过氧化氢、2% 碘酊及 75% 乙醇消毒脐部，每日 2~3 次；皮肤感染灶经以上消毒后可再涂抹抗生素软膏；口腔黏膜消毒可应用 3% 过氧化氢清洗，每日 2 次。

（2）扩容：对休克者，可应用含钠溶液或右旋糖酐补充血容量，并及时加用多巴胺等血管活性药物。

（3）降颅压、止痉：有脑水肿者，可选用利尿剂，或甘露醇；有抽搐病，可应用地西泮、苯巴比妥钠等镇静剂。

（4）退黄：及时进行光疗。

（5）补充血小板：血小板明显减低，有出血危险时，可输注血小板 1~2U/5kg。

2. 支持治疗。

（1）增强免疫功能：对早产儿及严重感染者，可静脉滴注免疫球蛋白 200~500 mg/（kg·d），连用 3~5 日。

（2）输血：小量多次输入全血或血浆，每次 10ml/kg，可增强机体的抵抗能力。

3. 换血治疗。对药物治疗无效的败血症患儿可考虑换血治疗，应用新鲜全血，换血量为 120~160ml/kg。换血后可出现电解质紊乱、感染、移植件抗宿主反应等并发症，故应用时须慎重。

第九节　新生儿化脓性脑膜炎

新生儿化脓性脑膜炎常为败血症的一部分或续发于败血症，是新生儿时期的一种严重疾患。虽然抗生素的应用使其病死率有所下降，但病死率加后遗症（脑积水、智力障碍等）发生率之和仍可高达 70%~80%。其临床表现不典型，须提高警惕，及早诊断。病原菌与日龄有关。出生后一周内发病者多为革兰阴性杆菌感染，主要为大肠杆菌、副大肠杆菌、B 组溶血性链球菌、李斯特菌等；出生后 1~2 周则往往由皮肤、脐部及呼吸道感染引起，多见革兰阳性球菌，如葡萄球菌、肺炎球菌等。早产儿、低出生体重儿及有神经系统先天缺陷者（脑脊膜膨出、先天性脊柱裂等）发病率高。

一、诊断

（一）临床表现

常不典型，患儿表现拒奶、不哭、体温不升、发绀、苍白、呼吸暂停、嗜睡、易激惹或惊厥。惊厥表现多样，可从凝视、斜视、眼皮跳动、屏气、呼吸暂停到肢体抽动。前囟隆起、角弓反张、惊厥，昏迷均为晚期表现。

（二）实验室检查

1. 血常规检查有白细胞增多，中性粒细胞增多及核左移。

2. 对可疑患儿要及早做腰椎穿刺，进行脑脊液常规及生化检查，细菌涂片及培养尤为重要。第一次腰椎穿刺查脑脊液正常者，如不能完全排除本病，应进行第二次穿刺检查。

3. 用过抗生素而致脑脊液涂片及细菌培养呈阴性者，可用以下方法来提高病原诊断率。①鲎珠溶解物试验：呈阳性者可确诊为革兰阴性细菌感染，其他细菌或病毒性脑膜炎均为阴性结果；②对流免疫电泳、乳胶凝集试验及免疫荧光技术等均为用特异抗体来测定脑脊液中的细菌抗原；③乳酸脱氢酶测定：同工酶4、5增高，同工酶1、2降低。

4. 颅骨透照试验有助于硬膜下积液的诊断。

5. B型超声及CT检查对确定有无脑室炎、硬膜下积液、脑脓肿或脑积水等有助，有利于随访比较。

二、治疗

（一）抗生素治疗

及早选用易于透过血脑屏障的杀菌药。具体用药可参考新生儿败血症治疗。病原不明确时过去常用氨基苄青霉素加氨基糖甙类药。为维持脑脊液中药物有效浓度，应用大剂量静脉给药，一天总量分3~4次给予。近年来多采用头孢曲松、头孢噻肟、羟羧氧酰胺菌素（拉氧头孢）或头孢呋辛加耐酶青霉素。氯霉素渗透血脑屏障较好，每日剂量为25~50mg/kg，应用时要监测血浓度，防止出现骨髓抑制和灰色综合征。

（二）支持治疗

少量多次输血或血浆，注意保暖及热卡供应，保证液体及电解质平衡。

（二）支持治疗

少量多次输血或血浆，注意保暖及热卡供应，保证液体及电解质平衡。

（三）对症治疗

有脑水肿时可用20%甘露醇每次0.5~1g/kg，或加用地塞米松及速尿；有惊厥者用镇静剂，肌注苯巴比妥钠每次10~15mg/kg；安定每次0.5~1mg/kg；或用10%水合氯醛或副醛；等等。

（四）硬膜下积液

可穿刺放液，2周后液量仍多时应予手术引流。

第十节 新生儿感染性肺炎

一、概述

感染性肺炎是新生儿常见疾病，也是引起新生儿死亡的重要病因。围生期感染性肺炎死亡率为5%~20%。

二、临床表现

（一）宫内感染性肺炎

出生后3日内起病，常有窒息史，复苏后出现呼吸增快或不规则，常伴呻吟，有呼吸暂停，面色苍白或发绀，可无咳嗽。重症可出现抽搐、肌张力低下等神经系统症状，肺部可无体征，也可闻及啰音。

（二）出生后感染性肺炎

多在出生3日后发病，常有呼吸道感染接触史，有上感的症状，表现为发热、气促、咳嗽，可见鼻翼翕动、三凹征、点头状呼吸，唇周青紫，局部可闻及细湿啰音。

三、辅助检查

（一）X 线胸片

显示分散的点状、斑片状或絮状阴影。出生前感染者，可有双侧实变影和支气管充气征；出生后感染者常见弥漫性斑片状阴影，可有胸膜渗出；吸入性病变多见于右肺下野，大量吸入时表现肺膨胀，吸入胎粪者有阶段性肺不张与肺气肿并存。

（二）血常规

外周血白细胞计数升高，中性粒细胞比例升高，沙眼衣原体感染者嗜酸性粒细胞增多，弓形虫、部分巨细胞病毒感染者红细胞与血小板降低。急性时相蛋白如 C 反应蛋白（CRP）升高。严重病例血气分析血 pH 值下降、$PaCO_2$ 升高，水和电解质异常。气道吸出物培养呈阳性，有时血培养呈阳性。血中可检出病原体特异性 IgM 或抗原。产前感染者脐血 IgM>200mg/L。

四、诊断常规

（一）诊断要点

1. 母亲可有妊娠晚期感染史和（或）有羊膜早破史。患儿可有吸入污染羊水、皮肤等感染史，或有感染接触史等。

2. 有呼吸系统的症状体征，呼吸急促、口吐白沫、青紫、呻吟、肺部湿啰音。

3. 胸部 X 线片呈现两肺纹理增粗，或两肺野见斑片状阴影等。

4. 外周血白细胞计数、中性粒细胞升高，血 C 反应蛋白（CRP）升高，或脐血 IgM>200mg/L。

5. 气道吸出物或血培养呈阳性，或病原体抗原或特异性 IgM 呈阳性。

具备上述第 1~4 项可临床诊断本病，同时具备第 5 项可做病原学诊断。

（二）鉴别诊断

1. 新生儿呼吸窘迫综合征。B 组溶血性链球菌感染的肺炎临床过程和 X 线胸片难以与 NRDS 鉴别。NRDS 以早产儿多见，出生后 2~6 小时中进行性呼吸困难，无明显的羊水或胎粪污染史及吸入史。胸部 X 线呈肺野透亮度减低，且无斑片状阴影表现。

2. 新生儿湿肺。无羊水污染史及吸入史。症状轻，胸部 X 线片显示肺泡、叶间或胸腔积液。

3. 胎粪吸入综合征。有宫内窘迫、羊水污染史。出生后即呼吸困难。胸部 X 线片表现肺纹理增粗、斑点状阴影或肺气肿。可与产时感染性肺炎合并存在，两者不易区别。

五、治疗常规

采取综合措施，加强护理，保持呼吸道的通畅，改善肺功能，积极有效抗感染，维持重要脏器的功能，维持水电解质平衡，防治并发症。

（一）一般治疗常规

加强护理，保证室内空气新鲜、湿度在 50% 左右，合理喂养，供给足量的液体和热量，必要时可给予氨基酸、脂肪乳等静脉高营养，每日总液量控制在 60~100ml /kg，24 小时内匀速滴入。定时拍背、吸痰，保证呼吸道的通畅。

（二）用药常规

1. 纠酸。酸中毒时可根据血气结果给予适量的碳酸氢钠，具体剂量公式：5% 碳酸氢钠 ml 数 =（-BE）×体重（kg）×0.5，先给 1/2 量，稀释后静点。

2. 雾化吸入。遇患儿呼吸道分泌物较多、痰液黏稠不易咳出时可应用雾化吸入药物的方法，稀释痰液、缓解支气管痉挛、促进分泌物排出。

3. 镇静。患儿烦躁不安时会增加机体的耗氧量，可给予苯巴比妥等镇静药物。

4. 免疫疗法。重症患儿及极低出生体重儿可辅以免疫疗法，静脉点滴丙种球蛋白，每日 400mg/kg，连用 3~5 日，或多次少量输入鲜血或血浆。

5. 抗生素治疗。针对病原选用敏感的抗生素。通常宫内及分娩时的感染以革兰阴性杆菌为主，可选用三代头孢类抗生素、氨苄西林等。出生后感染的病原难以确定，可选用广谱抗生素或两种抗生素联合应用。

6. 抗病毒治疗病毒感染者，可选用利巴韦林（病毒唑），雾化吸入，5~7 日为 1 个疗程；或应用干扰素肌注、滴鼻或雾化吸入。当继发细菌感染时应联合应用抗生素。

（三）其他治疗

病情轻者可采用鼻导管、面罩或头罩吸氧等方式，使 PaO_2 维持在 8~10.7kPa（60~80mmHg）之间。重症患儿出现 I 型呼吸衰竭常压吸氧效果不好时，应给予 CPAP；当出现

Ⅱ型呼吸衰竭时，应给予气管插管呼吸机辅助呼吸。

第十一节　新生儿破伤风

一、概述

新生儿破伤风（Neonatal Tetanus）系由于破伤风杆菌侵入脐部，并产生痉挛毒素而引起的、以牙关紧闭和全身肌肉强直性痉挛为特征的急性感染性疾病。破伤风杆菌为革兰阳性厌氧菌，用污染有破伤风杆菌的剪刀、线绳、纱布断脐、结扎脐带或包扎脐残端时破伤风杆菌可进入脐部，包扎造成的缺氧环境又有利于破伤风杆菌的繁殖。

二、临床表现

（1）潜伏期3~14日，多为4~6日发病。潜伏期愈短，病情愈重，死亡率愈高。

（2）患儿首先出现的症状是吮乳困难，牙关紧闭。当出现抽搐即为痉挛期，面肌痉挛使睑裂变窄，口角外牵，呈苦笑面容。

（3）全身肌肉痉挛严重者，可呈角弓反张。喉肌、呼吸肌痉挛，可致呼吸困难、发绀、窒息甚至死亡。各种轻微刺激均可诱发肌肉痉挛。度过痉挛期，到恢复期。

三、辅助检查

（一）细菌培养

取脐部分泌物做厌氧菌培养可培养出破伤风杆菌，由于培养呈阳性率不高，故诊断本病应以病史及临床表现为依据。

（二）血液检查

白细胞总数和中性粒细胞稍增高。血丙氨酸氨基转移酶（ALT）、天冬氨酸氨基转移酶（AST）、肌酸激酶（CK）可升高。

（三）脑脊液检查

脑脊液外观清，细胞数正常，有轻度蛋白增高。

四、诊断常规

（一）诊断要点

1. 有消毒不严接生或旧法接生史，脐部有感染表现。

2. 出生后 4~8 日发病，早期为哭闹、张口呼吸、吃奶困难，随后表现牙关紧闭，苦笑面容，四肢及躯干呈角弓反张状。若有刺激患儿即可引起痉挛发作的表现，可确诊。

3. 如早期尚无典型表现，用压舌板检查患儿咽部，若越用力下压，压舌板反被咬得越紧，也可帮助确诊。

具有上述 1、2 项或 1、3 项者可确诊为本病。

（二）鉴别诊断

1. 新生儿缺氧缺血性脑病。患儿常有围产期严重窒息史，多在出生后 12 小时左右发生惊厥，开始为微小抽搐，以后可出现强直性或痉挛性惊厥，发作时无牙关紧闭。

2. 新生儿颅内出血。惊厥出现较早，一般在出生后 2~3 日出现，缺氧或难产的足月儿多见，常可致蛛网膜下隙出血或硬脑膜下腔出血；早产儿缺氧后可表现为脑室周围-脑室内出血，通常在出生后 12~24 小时即出现神经系统症状，无牙关紧闭。通过头颅 CT 可确诊。

3. 新生儿化脓性脑膜炎。可有发热、全身性痉挛和抽搐，但常有皮肤、黏膜破损感染史或败血症史，很少出现牙关紧闭，血白细胞计数明显增高，脑脊液检查呈化脓性改变有助于诊断。

4. 新生儿低钙血症。可表现为惊跳、震颤、惊厥。抽搐发作时常伴呼吸改变、心率增快和发绀，但无牙关紧闭。血钙 < 1.8mmol/L 或游离钙<0.9mmol/L 可确诊。早期低血钙多在出生后 2 日内出现，见于低体重儿，窒息、糖尿病母亲的新生儿。晚期低血钙为生后 3 日至 3 周发生的低血钙，多为足月儿，母亲妊娠期可有小腿腓肠肌痉挛史。

5. 胆红素脑病。惊厥、角弓反张发生在严重黄疸的同时，检查血总胆红素 ≥ 342μmol/L（20mg/dl），早产儿在伴有高危因素时，血总胆红素 > 171μmol/L（10mg/dl）也可发生胆红素脑病。

五、治疗常规

避光和保持环境的安静，减少刺激，消除一切可能诱发痉挛发作的因素，控制痉挛，积极应用破伤风抗毒素和给予抗感染治疗，保证足量营养供应，维持水电解质平衡，防治并发症。

（一）一般治疗常规

细致的护理和足量的营养供给是治疗本病的重要措施。保持室内安静、避光，禁止一切不必要的刺激。各种必需的操作如测体温、换尿布、翻身等尽量集中同一时间进行，操作要轻快。及时清除口腔分泌物，保持呼吸道通畅及口腔、皮肤清洁。痉挛期应暂禁食，以免误吸，可通过静脉供给营养，痉挛减轻后改用胃管喂养。药物尽量采用静脉给予。

（二）用药常规

1. 控制痉挛。是治疗本病的关键，多种药物可供选择。

（1）地西泮：因其松弛肌肉及抗惊厥作用强而迅速，故作为首选。首次 0.1~0.3mg/kg，缓慢静推，5 分钟即可达到有效浓度，但其半衰期短，约为 30 分钟左右，不宜做维持治疗。痉挛好转后可鼻饲给药，每次 0.5~1mg/kg，必要时可加大剂量，使患儿处于深睡状态。大剂量维持 4~7 日后逐渐减量，直至张口吃奶，痉挛解除方可停药。肌注途径不宜应用，因其溶剂易扩散，地西泮沉淀于肌注部位不易吸收。

（2）苯巴比妥钠：该药因其止痉效果好，维持时间长，副作用小，是治疗新生儿惊厥的首选药。负荷量 15~20mg/kg，静脉注射；之后改维持量 5mg/（kg·d），分 2 次静点。

（3）水合氯醛：止痉作用快，较安全，不易引起蓄积中毒。常用 10% 溶液 0.5ml/（kg·次）灌肠或由胃管注入。

（4）副醛：止痉作用快，安全。多为临时用药，每次 0.1~0.2ml/kg（稀释成 5% 溶液）静注或 0.2~0.3ml/kg 肌注或灌肠。因其主要由肺排血刺激呼吸道黏膜，故有呼吸道感染时不宜使用。

（5）硫喷妥钠：用以上药物处理后仍抽搐不止时，可采用硫喷妥钠，每次 10~20mg/kg（配制成 2.5% 溶液）缓慢静推或肌注，边推注边观察，止痉后立即停止用药。

临床上常用地西泮与苯巴比妥钠或地西泮与氯丙嗪、氯丙嗪与苯巴比妥钠交替使用。用药间隔为 6 小时，重症患儿应用间隔时间可缩短。早期以静脉用药为主，并应根据疗效反应，随时调整用药剂量及间隔时间，避免蓄积中毒。

2. 抗毒素治疗。破伤风抗毒素（TAT）只能中和未与神经组织结合的游离毒素，应尽早使用。TAT10 000~20 000U 肌注或静脉滴注，3000U 脐周局部封闭注射。但由于 TAT 为马血清制品，部分患儿可产生血清样变态反应，应用前须做皮肤过敏试验；也可用人体破伤风免疫球蛋白（TIG）新生儿肌注 500U 即可，其血浓度较高，半衰期长达 30 日，一般无血清病等变态反应，但价格昂贵。

3. 控制感染。

（1）青霉素：能杀灭破伤风杆菌，剂量每日 100 000～200 000U/kg，分 2 次，连用 7～10 日。

（2）甲硝唑：是抗厌氧菌的首选药，剂量为每日 15～30mg/kg，分 2～3 次静脉滴入，疗程 7 日。有报道其疗效略优于青霉素。如有合并感染，加用其他抗生素。

4. 脐部处理。用氧化消毒剂，如 3% 过氧化氢或 1∶4000 高锰酸钾溶液清洗脐部，后涂以 1%～2% 碘酊以消灭残余破伤风杆菌，再用 75% 乙醇脱碘，每日 1 次，直至渗出物完全消失，创面愈合为止。

（三）其他治疗

由于喉肌和呼吸肌痉挛引发呼吸困难缺氧时及时吸氧，必要时行气管插管使用呼吸机辅助呼吸。注意水和电解质平衡。有脑水肿时应用呋塞米或甘露醇。出现肌张力低下时立即停用或减少镇静药的用量。

第四章 消化系统疾病

第一节 小儿消化系统解剖生理特点

一、口腔

足月新生儿出生时已具有较好的吸吮、吞咽功能，颊部有坚厚的脂肪垫，咀嚼肌发育良好，有利于吸吮，早产儿较差。新生儿和婴儿的口腔黏膜柔嫩，血管丰富，唾液腺发育较差，唾液分泌少，口腔黏膜干燥，易受损伤、感染。3~4 个月时唾液分泌开始增多，5~6 个月后唾液量明显增多，而婴幼儿口底浅，又不会及时吞咽过多的唾液，常发生生理性流涎。

二、食管

新生儿及婴儿食管呈漏斗状，黏膜薄嫩，腺体缺乏，弹力组织及肌肉组织发育尚不发达。食管下段贲门括约肌发育不成熟，控制能力差，常发生胃食管反流，婴儿吸奶时常吞咽过多空气，易发生溢奶。

三、胃

婴儿胃呈水平位，当小儿开始站立行走时，渐变为垂直位。婴儿贲门括约肌张力低，关闭作用差，幽门肌肉发育较良好，但由于自主神经调节不成熟，常发生幽门紧张度升高，引起幽门痉挛，产生呕吐。新生儿胃容量约 30~60ml，1~3 个月约 90~150ml，1 岁约 250~300ml，5 岁时约 700~850ml，成人约 2000ml。婴儿胃排空时间因食物种类而异，水为 1~1.5 小时；母乳为 2~3 小时；牛乳为 3~4 小时。

四、肠

小儿肠管相对比成人长，为身长的 5~7 倍，有利于吸收。消化道血管和淋巴管丰富，通透性高，故吸收率高，此为有利方面。但当消化道发生感染时，肠内细菌或毒素及不完全分解代谢产物容易经肠黏膜进入体内，引起全身感染性疾病和变态反应性疾病，为其不利方面。小儿肠系膜柔软而长，活动度大，容易患肠套叠、肠扭转。

五、肝

年龄越小，肝脏相对越大。小儿肝较成人相对大。1~3 岁小儿肝下缘在右锁骨中线肋缘下 1~2cm，4~5 岁以后渐进入肋缘内。婴儿肝脏结缔组织发育较差，肝细胞再生能力强，不易发生肝硬化，但易受各种不利因素的影响，如缺氧、感染、药物毒等均可使细胞发生肿胀、脂肪浸润、变性、坏死、纤维增生而肿大，影响其正常生理功能。婴儿时期肝内胆汁分泌较少，故对脂肪的消化、吸收功能较差。

六、肠道细菌

在母体内，肠道是无菌的，出生后数小时细菌即侵入肠道，主要分布在结肠和直肠。肠道菌群受食物成分影响，单纯母乳喂养儿以双歧杆菌占绝对优势，人工喂养和混合喂养肠内的大肠杆菌、嗜酸杆菌、双歧杆菌及肠球菌所占的比例几乎相等。正常肠道菌群对侵入肠道的致病菌有一定的拮抗作用。婴幼儿肠道正常菌群脆弱，易受许多外界因素的影响而致菌群失调，引起消化功能紊乱。

七、健康小儿粪便

（一）胎便

新生儿出生 24 小时内排胎便，黏稠，呈深绿或黑绿色，无臭味。胎粪由脱落的上皮细胞、浓缩的消化液及胎儿时期吞入的羊水、毳毛所组成。若喂乳充分，约 2~3 天后逐渐转变为正常婴儿粪便。

（二）人乳喂养儿粪便

为黄色或金黄色，黏度均匀如膏状，有时微带绿色，呈酸性反应，无臭味，每天排便2~4 次。一般在增加辅食后次数即减少，1 周岁后 1~2 次/d。

（三）人工喂养儿粪便

牛、羊乳喂养的婴儿，大便呈淡黄色或灰黄色，质较干，常带奶瓣，呈中性或碱性反应，因牛乳含蛋白质较多，粪便有明显的蛋白质分解产物的臭味，大便 1~2 次/d。易发生便秘。

（四）混合喂养儿粪便

乳类同时加淀粉类食物喂养的婴儿，大便量多，质稍软，臭味较重，一般为暗褐色；吃蔬菜多者，外观与成人大便相似，每日 1~2 次。

第二节　口腔黏膜疾病

一、流涎

流涎（Drooling）常见于婴幼儿。小儿 3~4 个月时，唾液分泌开始增多，5~6 个月后增多更明显。出牙时三叉神经受刺激，也使唾液分泌增加。婴儿口腔浅，不会及时吞咽过多的唾液，故发生流涎，此为正常生理现象。随年龄增长，流涎自然消失。当患口腔炎、面神经麻痹、延髓麻痹、脑炎后遗症等时，因唾液分泌过多或吞咽障碍而致流涎，则为病理现象，须治疗原发病。

一、口炎

口炎（Stomatitis）是指口腔黏膜由于各种感染引起的炎症，若病变限于舌、齿龈、口角亦可分别称为舌炎、齿龈炎或口角炎。婴幼儿多见。感染常由病毒、真菌、细菌、螺旋体引起，亦可继发于急性感染、腹泻、营养不良、久病体弱、维生素 B 和维生素 C 缺乏等。

预防方法有以下几点：

1. 注意喂养，提高抗病能力。
2. 重视口腔卫生，尤其在急性感染时。
3. 注意奶瓶、奶头、玩具等的消毒。
4. 病毒感染所致的疱疹性口腔炎传染性强，应注意隔离。

三、鹅口疮

鹅口疮（Thrush Oral Candidiasis）又名雪口病，为白色念珠菌感染，在黏膜表面形成白色斑膜的疾病。多见于新生儿、婴幼儿、营养不良、腹泻、长期用广谱抗生素或激素的患儿。多因哺乳时奶头不洁及污染的乳具感染，新生儿亦可经产道感染。

（一）临床表现

口腔黏膜表面出现白色乳凝块样物，见于颊黏膜、舌、齿龈、上腭等处，可延至咽部，不易拭去，周围无炎症反应，强行剥离后局部黏膜潮红、粗糙、可有溢血，不痛、不流涎，一般不影响吃奶，也无全身症状。重症可累及食管、肠道、喉、气管、肺等。取白膜少许置玻片上，加 10%氢氧化钠一滴，在显微镜下可见真菌的菌丝和孢子。

（二）治疗

一般不须口服抗菌药物，可用 2%碳酸氢钠溶液于哺乳前后清洁口腔。病变广泛者，用制霉菌素 10 万单位/次，加水 1~2ml 涂患处，每日 2~3 次，可同时服用维生素 B_2 及维生素 C，亦可同时服用肠道微生态制剂，纠正肠道菌群失调，抑制真菌生长。

四、疱疹性口炎

疱疹性口炎（Herpetic Stomatitis）亦称疱疹性齿龈口炎，为单纯疱疹病毒 I 型感染所致。多见于 1~3 岁小儿。发病无季节差异。传染性较强，常在集体托幼机构引起小流行。

（一）临床表现

起病时可发热，可达 38~40℃，1~2 天后口腔黏膜出现成簇或单个小疱疹，直径约 2~3mm，周围有红晕，破溃后形成溃疡，上面覆盖黄白色膜样渗出物。小溃疡可融合成大溃疡，有时可累及软腭、舌和咽部。口角和唇周皮肤亦常有疱疹。局部疼痛，流涎，拒食，烦躁，颌下淋巴结肿大。体温在 3~5 天恢复正常。病程约 1~2 周。局部淋巴结肿大可持续 2~3 周。

（二）鉴别诊断

本病应与疱疹性咽峡炎鉴别，后者由柯萨奇病毒引起，多发生于夏秋季，疱疹主要在咽部和软腭，也可见于舌，但不累及齿龈和颊黏膜，颌下淋巴结不肿大。

（三）治疗

保持口腔清洁，多饮水，禁用刺激性或腐蚀性药物如硝酸银、过硼酸钠等。局部可用锡类散，也可喷西瓜霜等。为预防继发感染可涂 2.5%~5%金霉素鱼肝油，局部涂疱疹净，有抑制病毒的作用。疼痛重者可在进食前用 2%利多卡因涂局部，食物以微温或凉的流质为宜，避免酸性饮料。发热时可用退热剂，有继发感染时可用抗生素。

五、急性细菌性口炎

本病又称急性膜性口炎。由链球菌、金黄色葡萄球菌或肺炎链球菌等引起。多见于婴幼儿，常发生于全身感染抵抗力低下时，因口腔不洁利于细菌繁殖而引起。

（一）临床表现

常见于舌、唇内、颊黏膜等处，可延至唇、咽喉部。初起口腔黏膜充血水肿，以后发生界限清楚的糜烂或溃疡，散在或融合成片，上有纤维素性炎性渗出物形成的假膜，呈灰白色，边缘规则，易拭去，遗留溢血创面，不久又被假膜覆盖，涂片染色可见大量细菌。局部疼痛，流涎，拒食，烦躁，局部淋巴结肿大，常伴发热。白细胞总数增高。

（二）治疗

控制感染，做好口腔护理。用3%过氧化氢或0.1%~0.3%雷佛奴尔溶液清洗口腔，每日2次。局部涂2.5%~5%金霉素鱼肝油，或用养阴生肌散、锡类散、冰硼散等，可用2%利多卡因涂局部止痛。须用抗生素控制感染。宜进食温凉的流质饮食，补充维生素 B_1、维生素 B_2 及维生素 C，高热时给予物理降温或药物治疗，注意热量及液体的补充。

六、地图舌

地图舌（Geographic Tongue）是由于舌黏膜上皮（丝状乳头）剥脱所致，深部组织无改变。病因未明，但非维生素缺乏所致。可见于6个月以后的婴幼儿和儿童。

舌上先出现灰白色稍隆起的小病灶，以后中央的丝状乳头剥脱，遗留红色、光滑、干燥的舌面，边缘灰白色，向外扩展，融合成地图状。病变范围和位置可经常变化。病程较久，常达数年，无疼痛、流涎或其他口炎症状，不须治疗。

第三节　婴幼儿腹泻

婴幼儿腹泻病（Diarrhea Disease），是一组由多病原、多因素引起的以腹泻为主要临床表现的消化道疾病。近年来本病发病率及病死率已明显降低，但仍是婴幼儿的重要常见病和死亡病因。2岁以下多见，约半数为1岁以内发病。

一、病因

（一）易感因素

1. 婴幼儿期生长发育快，所需营养物质相对较多，胃肠道负担重，经常处于紧张的工作状态，易发生消化功能紊乱。

2. 消化系统发育不成熟，胃酸和消化酶分泌少，消化酶活性低，对食物质和量的变化耐受力差；胃内酸度低，胃排空较快，对进入胃内的细菌杀灭能力弱。

3. 血清免疫球蛋白（尤以 IgM 和 IgA）和肠道分泌型 IgA 均较低。

4. 正常肠道菌群对入侵的病原体有拮抗作用，而新生儿正常肠道菌群尚未建立，或因使用抗生素等引起肠道菌群失调，易患肠道感染。

5. 人工喂养。母乳中含有大量体液因子（SIgA、乳铁蛋白）、巨噬细胞和粒细胞、溶菌酶、溶酶体，有很强的抗肠道感染作用。家畜乳中虽有某些上述成分，但在加热过程中被破坏，而且人工喂养的食物和食具极易受污染，故人工喂养儿肠道感染发生率明显高于母乳喂养儿。

（二）感染因素

1. 肠道内感染。肠道内感染可由病毒、细菌、真菌、寄生虫引起，以前两者多见，尤其是病毒。

（1）病毒感染：人类轮状病毒（Human Rotavirus）是婴幼儿秋冬季腹泻的最常见的病原；诺沃克病毒（Norwalk Virus）多侵犯儿童及成人；其他如埃可病毒、柯萨奇病毒、腺病毒、冠状病毒等都可引起肠道内感染。

（2）细菌感染（不包括法定传染病）：

1）大肠杆菌：①致病性大肠杆菌：近年来由此菌引起的肠炎已较少见，但仍可在新生儿中流行；②产毒性大肠杆菌：是较常见的引起肠炎的病原；③出血性大肠杆菌：可产生与志贺菌相似的肠毒素而致病；④侵袭性大肠杆菌：可侵入结肠黏膜引起细菌性痢疾样病变和临床症状。

2）空肠弯曲菌：又名螺旋菌或螺杆菌，是肠炎的重要病原菌，可侵入空肠、回肠、结肠。有些菌株可产生肠毒素。

3）耶尔森菌：为引起肠炎较常见的致病菌。

4）其他细菌和真菌：鼠伤寒杆菌、变形杆菌、绿脓杆菌和克雷伯杆菌等有时可引起腹泻，在新生儿较易发病。长期应用广谱抗生素引起肠道菌群失调，可诱发白色念珠菌、金葡菌、难辨梭状芽孢杆菌、变形杆菌、绿脓杆菌等引起的肠炎。长期用肾上腺皮质激素使机体免疫功能下降，易发生白色念珠菌或其他条件致病菌肠炎。

（3）寄生虫感染：如梨形鞭毛虫、结肠小袋虫等。

2. 肠道外感染。患中耳炎、上呼吸道感染、肺炎、肾盂肾炎、皮肤感染、急性传染病等可出现腹泻。肠道外感染的某些病原体（主要是病毒）也可同时感染肠道引起腹泻。

（三）非感染因素

1. 饮食因素。

（1）喂养不当可引起腹泻，多为人工喂养儿。

（2）过敏性腹泻，如对牛奶或大豆过敏而引起腹泻。

（3）原发性或继发性双糖酶（主要为乳糖酶）缺乏或活性降低，肠道对糖的消化吸收不良而引起腹泻。

2. 气候因素。腹部受凉使肠蠕动增加，天气过热使消化液分泌减少，而由于口渴、吃奶过多，增加消化道负担而致腹泻。

3. 精神因素。精神紧张致胃肠道功能紊乱，也可引起腹泻。

二、发病机理

导致腹泻的机制有：①渗透性腹泻，因肠腔内存在大量不能吸收的具有渗透活性的物质而引起的腹泻；②分泌性腹泻，肠腔内电解质分泌过多而引起的腹泻；③渗出性腹泻，炎症所致的液体大量渗出而引起的腹泻；④动力性腹泻，肠道运动功能异常而引起的腹泻。但临床上不少腹泻并非由某种单一机制引起，而是在多种机制共同作用下发生的。

（一）非感染性腹泻

由于饮食量和质不恰当，食物消化、吸收不良，积滞于小肠上部，致酸度减低，肠道下部细菌上蹿并繁殖（即内源性感染），使消化功能更加紊乱。在肠内可产生小分子短链有机酸，使肠腔内渗透压增高，加之食物分解后腐败性毒性产物刺激肠道，使肠蠕动增加，而致腹泻。

（二）感染性腹泻

1. 细菌肠毒素作用。有些肠道致病菌分泌肠毒素，细菌不侵入肠黏膜组织，仅接触肠道表面，一般不造成肠黏膜组织学损伤。肠毒素抑制小肠绒毛上皮细胞吸收 Na^+、Cl^- 及水，促进肠腺分泌 Cl^-，使肠液中 Na^+、Cl^-、水分增加，超过结肠的吸收限度而导致腹泻，排大量无脓血的水样便，并可导致脱水、电解质紊乱。

2. 细菌侵袭肠黏膜作用。有些细菌可侵入肠黏膜组织，造成广泛的炎症反应，如充血、水肿、炎症细胞浸润、溃疡、渗出。大便初为水样，后以血便或黏冻状大便为主。大便常规检查与菌痢同。可有高热、腹痛、呕吐、里急后重等症状。

3. 病毒性肠炎。轮状病毒颗粒侵入小肠绒毛的上皮细胞，小肠绒毛肿胀缩短、脱落，绒毛细胞毁坏后其修复功能不全，使水、电解质吸收减少，而导致腹泻。肠腔内的碳水化合物分解吸收障碍，又被肠道内细菌分解，产生有机酸，增加肠内渗透压，使水分进入肠腔而加重腹泻。轮状病毒感染仅有肠绒毛破坏，故粪便镜检呈阴性或仅有少量白细胞。

三、临床表现

（一）各类腹泻的临床表现

1. 轻型腹泻。多为饮食因素或肠道外感染引起。每天大便多在 10 次以下，呈黄色或黄绿色，稀糊状或蛋花汤样，有酸臭味，可有少量黏液及未消化的奶瓣。大便镜检可见大量脂肪球。无中毒症状，精神尚好，无明显脱水、电解质紊乱。多在数日内痊愈。

2. 重型腹泻。多由肠道内感染所致。有以下 3 组症状：

（1）严重的胃肠道症状：腹泻频繁，每日大便 10 次以上，多者可达数十次。大便呈水样或蛋化汤样，有黏液，量多，倾泻而出。粪便镜检有少量白细胞。伴有呕吐，甚至吐出咖啡渣样物。

（2）全身中毒症状：发热，食欲低下，烦躁不安，精神萎靡，嗜睡，甚至昏迷、惊厥。

（3）水、电解质、酸碱平衡紊乱症状：

1）脱水：由于吐泻丧失体液和摄入量减少所致。由于体液丢失量的不同及水与电解质丢失的比例不同，可造成不同程度、不同性质的脱水。

2）代谢性酸中毒：重型腹泻都有代谢性酸中毒，脱水越重酸中毒也越重，原因是：①腹泻时，大量碱性物质如 Na^+、K^+ 随大便丢失；②进食少和肠吸收不良，使脂肪分解增加，产生大量中间代谢产物——酮体；③失水时血液变稠，血流缓慢，组织缺氧引起乳酸堆积和肾血流量不足，排酸保碱功能低下。

3）低钾血症：胃肠道分泌液中含钾较多，呕吐和腹泻可致大量失钾；腹泻时进食少，钾的摄入量不足；肾脏保钾的功能比保留钠差，在缺钾时，尿中仍有一定量的钾排出，由于以上原因，腹泻患儿都有不同程度的缺钾，尤其是久泻和营养不良者。但在脱水、酸中毒未纠正前，体内钾的总量虽然减少，而血钾多数正常。其主要原因是：①血液浓缩；②

酸中毒时钾从细胞内向细胞外转移；③尿少使总排出量减少。随着脱水、酸中毒的纠正，血钾被稀释，输入的葡萄糖合成糖原使钾从细胞外向细胞内转移；同时由于利尿后钾排出增加，腹泻不止时从大便继续失钾，因此血钾继续降低。

4）低钙和低镁血症：进食少，吸收不良，由大便丢失钙、镁，使体内钙、镁减少，但一般为轻度缺乏。久泻或有活动性佝偻病者血钙低。但在脱水时，由于血液浓缩，体内钙总量虽低，而血钙浓度不低；酸中毒可使钙离子增加，故可不出现低钙症状。脱水和酸中毒被纠正后，血液稀释，离子钙减少，可出现手足搐搦和惊厥。极少数久泻和营养不良者，偶见低镁症状，故当输液后出现震颤、手足搐搦或惊厥，用钙治疗无效时，应想到可能有低镁血症。

3. 迁延性和慢性腹泻。病程连续超过 2 周者称迁延性腹泻，超过 2 个月者称慢性腹泻。多与营养不良和急性期未彻底治疗有关，以人工喂养儿多见。凡迁延性腹泻，应注意检查大便中有无真菌孢子和菌丝及梨形鞭毛虫。应仔细查找引起病程迁延和转为慢性的原因。

（二）不同病因所致肠炎的临床特点

1. 轮状病毒肠炎。又称秋季腹泻。多发生在秋冬季节。多见于 6 个月至 2 岁小儿，起病急，常伴发热和上呼吸道感染症状，多先有呕吐，每日大便 10 次以上甚至数十次，量多，水样或蛋花汤样，黄色或黄绿色，无腥臭味，常出现水及电解质紊乱。近年报道，轮状病毒感染亦可侵犯多个脏器，偶可产生神经系统症状，如惊厥等；50%左右患儿血清心肌酶潜异常，提示心肌受累。本病为自限性疾病，病程多为 3~8 天。大便镜检偶见少量白细胞。血清抗体一般在感染后 3 周上升。

2. 三种类型大肠杆菌肠炎。

（1）致病性大肠杆菌肠炎：以 5—8 月份多见。年龄多小于 1 岁，起病较缓，大便每日 5~10 次，黄绿色蛋花汤样，量中等，有霉臭味和较多黏液。镜检有少量白细胞。常有呕吐，多无发热和全身症状。重者可有脱水、酸中毒及电解质紊乱。病程 1~2 周。

（2）产毒性大肠杆菌肠炎：起病较急。重者腹泻频繁，大便增多，呈蛋花汤样或水样，有黏液，镜检偶见白细胞。可发生脱水、电解质紊乱、酸中毒。也有轻症者。一般病程约 5~10 天。

（3）侵袭性大肠杆菌肠炎：起病急，高热，腹泻频繁，大便黏冻状，含脓血。常有恶心、呕吐、腹痛，可伴里急后重。全身中毒症状严重，甚至休克。临床症状与大便常规化验不能与菌痢区别，须做大便细菌培养加以鉴别。

3. 鼠伤寒沙门菌小肠结肠炎。是小儿沙门菌感染中最常见者。全年均有发生，以 6—

9 月发病率最高。年龄多为 2 岁以下，小于 1 岁者占 1/3~1/2。很多家禽、家畜、鼠、鸟、冷血动物是自然宿主。蝇、蚤可带菌传播。经口感染。起病较急，主要症状为腹泻，有发热、厌食、呕吐、腹痛等。大便一般每日 6~10 次，重者每日可达 30 次以上。大便初为黄绿色稀水便或黏液便，病程迁延时呈深绿色黏液脓便或脓血便。大便镜检有多量白细胞及红细胞。轻症排出数次不成形大便后即痊愈。腹泻频繁者迅速出现严重中毒症状、明显脱水及酸中毒，甚至发生休克和 DIC。少数重者呈伤寒败血症症状，并出现化脓灶。一般病程约 2~4 周。

4. 金黄色葡萄球菌肠炎。多因长期应用广谱抗生素引起肠道菌群失调，使耐药的金葡菌在肠道大量繁殖，侵袭肠壁而致病。腹泻为主要症状，轻症日泻数次，停药后即逐渐恢复。重症腹泻频繁，大便有腥臭味，水样，黄或暗绿似海水色，黏液较多，有假膜出现，少数有血便，伴有腹痛和中毒症状，如发热、恶心、呕吐、乏力、谵妄，甚至休克。大便镜检有大量脓细胞和成簇的革兰阳性球菌。大便培养有金葡菌生长，凝固酶阳性。

5. 真菌性肠炎。多见于 2 岁以下，常为白色念珠菌所致。主要症状为腹泻，大便稀黄，有发酵气味，泡沫较多，含黏液，有时可见可腐渣样细块（菌落），偶见血便。大便镜检可见真菌孢子和假菌丝，真菌培养呈阳性，常伴鹅口疮。

四、实验室检查

（一）轮状病毒检测

1. 电镜检查。采集急性期（起病 3 天以内）粪便的滤液或离心上清液染色后电镜检查，可查见该病毒。

2. 抗体检查。

（1）补体结合反应：以轮状病毒阳性大便做抗原，做补体结合试验，阳性率较高。

（2）酶联免疫吸附试验：能检出血清中 IgM 抗体。较补体结合法更敏感。

（二）细菌培养

可从粪便中培养出致病菌。

（三）真菌检测

1. 涂片检查。从大便中找真菌，发现念珠菌孢子及假菌丝则对诊断有帮助。

2. 可做培养和病理组织检查。

3. 免疫学检查。

五、诊断和鉴别诊断

根据发病季节、病史（包括喂养史和流行病学资料）、临床表现和大便性状可以做出临床诊断。必须判定有无脱水（程度和性质）、电解质紊乱和酸碱失衡。积极寻找病因。需要和以下疾病鉴别。

（一）生理性腹泻

多见于 6 个月以下婴儿，外观虚胖，常有湿疹，出生后不久即腹泻，但除大便次数增多外，无其他症状，食欲好，生长发育正常，到添加辅食后便逐渐转为正常。

（二）细菌性痢疾

常有接触史，发热、腹痛、脓血便、里急后重等症状及大便培养可资鉴别。

（三）坏死性肠炎

中毒症状严重，腹痛、腹胀、频繁呕吐、高热。大便初为稀水黏液状或蛋花汤样，后为血便或"赤豆汤样"便，有腥臭味，隐血呈强阳性，重症常有休克。腹部 X 线检查有助于诊断。

六、治疗

治疗原则为：调整饮食，预防和纠正脱水，合理用药，加强护理，防治并发症。

（一）饮食疗法

应强调继续饮食，满足生理需要。轻型腹泻停止喂不易消化的食物和脂肪类食物。吐泻严重者应暂时禁食，一般不禁水。禁食时间一般不超过 6 小时。母乳喂养者继续哺乳，暂停辅食。人工喂养者可先给米汤、稀释牛奶、脱脂奶等。

（二）护理

勤换尿布，冲洗臀部，预防上行性泌尿道感染和红臀。感染性腹泻注意消毒隔离。

（三）控制感染

病毒性肠炎不用抗生素，以饮食疗法和支持疗法为主。非侵袭性细菌所致急性肠炎除对新生儿、婴儿、衰弱儿和重症者使用抗生素外，一般也不用抗生素。侵袭性细菌所致肠炎一般须用抗生素治疗。

水样便腹泻患儿多为病毒及非侵袭性细菌所致，一般不用抗生素，应合理使用液体疗法，选用微生态制剂和黏膜保护剂。如伴有明显中毒症状不能用脱水解释者，尤其是对重症患儿、新生儿、小婴儿和衰弱患儿（免疫功能低下）应选用抗生素治疗。

黏液、脓血便患者多为侵袭性细菌感染，应根据临床特点，针对病原经验性选用抗菌药物，再根据大便细菌培养和药敏试验结果进行调整。针对大肠杆菌、空肠弯曲菌、耶尔森菌、鼠伤寒沙门菌所致感染选用庆大霉素、卡那霉素、氨苄青霉素、红霉素、氯霉素、头孢霉素、诺氟沙星、环丙沙星、呋喃唑酮、复方新诺明等，均可有疗效，但有些药如诺氟沙星、环丙沙星等喹诺酮类抗生素小儿一般禁用，卡那霉素、庆大霉素等氨基糖甘类抗生素又可致使耳聋或肾损害，故6岁以下小儿禁用。金黄色葡萄球菌肠炎、假膜性肠炎、真菌性肠炎应立即停用原使用的抗生素，根据症状可选用万古霉素、新青霉素、利福平、甲硝唑或抗真菌药物治疗。

（四）液体疗法

1. 口服补液。世界卫生组织推荐的口服补液盐（ORS）可用于腹泻时预防脱水以及纠正轻、中度患儿的脱水。新生儿和频繁呕吐、腹胀、休克、心肾功能不全等患儿不宜口服补液。补液步骤除无扩容阶段外，与静脉补液基本相同。

（1）补充累积损失：轻度脱水约为50ml/kg，中度脱水约为80~100ml/kg，在8~12小时内服完。

（2）维持补液阶段：脱水纠正后将ORS溶液加等量水稀释后使用，口服液量和速度根据大便量适当增减。

2. 静脉补液。中度以上脱水或吐泻严重或腹胀者须静脉补液。

（1）第一天（24小时）补液：

1）输液总量，包括补充累积损失量、继续损失量及生理需要量：按脱水程度定累积损失量，按腹泻轻重定继续损失量，将3项加在一起概括为以下总量，可适用于大多数病例，轻度脱水约90~120ml/kg，中度脱水约120~150mg/kg，重度脱水约150~180ml/kg。

2）溶液种类，按脱水性质而定：补充累积损失量等渗性脱水用1/2~2/3张含钠液，低渗性脱水用2/3张含钠液，高渗性脱水用1/3张含钠液，补充继续损失量用1/3~1/2张含钠液，补充生理需要量用1/5~1/4张含钠液。根据临床表现判断脱水性质有困难时，可先按等渗性脱水处理。

3）补液步骤及速度，主要取决于脱水程度和继续损失的量及速度。①扩容阶段：重度脱水有明显周围循环障碍者首先用2：1等张含钠液（2份生理盐水＋1份1.4%Na

HCO₃液）20mg/kg（总量不超过300ml），于30~60分钟内静脉注射或快速点滴，以迅速增加血容量，改善循环功能和肾功能。②以补充累积损失量为主的阶段：在扩容后根据脱水性质选用不同溶液（扣除扩容液量）继续静脉补液。中度脱水无明显周围循环障碍者不须扩容，可直接从本阶段开始。本阶段（8~12小时）滴速宜稍快，一般为每小时8~10ml/kg。③维持补液阶段：经上述治疗，脱水基本纠正后尚须补充继续损失量和生理需要量。输液速度稍放慢，将余量于12~16小时内滴完，一般约每小时5ml/kg。④各例病情不同，进水量不等，尤其是大便量难以准确估算，故须在补液过程中密切观察治疗后的反应，随时调整液体的成分、量和滴速。

4）纠正酸中毒：轻、中度酸中毒一般无须另行纠止，因在输入的溶液中已有一部分碱性液，而且经过输液后循环和肾功能改善，酸中毒随即纠正。对重度酸中毒可另加碳酸氢钠等碱性液进行纠正。

5）钾的补充：一般患儿按3~4mmol/（kg·d）[约相当于氯化钾200~300mg/（kg.d）]，缺钾症状明显者可增至4~6mmol/（kg·d）[约相当于氯化钾300~450mg/（kg·d）]。必须在肾功能恢复较好（有尿）后开始补钾。含钾液体绝对不能静脉推注。若患儿已进食，食量达正常一半时，一般不会缺钾。

6）钙和镁的补充：一般患儿无须常规服用钙剂。对有营养不良或佝偻病者应早给钙。在输液过程中如出现抽搐，可给10%葡萄糖酸钙5~10ml静脉缓注，必要时重复使用。若抽搐患儿用钙剂无效，应考虑低血镁的可能，可测血清镁，用25%硫酸镁每次0.1ml/kg，深部肌内注射，每6小时一次，每日3~4次，症状缓解后停用。

（2）第二天以后（24小时后）的补液：经过24小时左右的补液后，脱水、酸中毒、电解质紊乱已基本纠正。以后的补液主要是补充生理需要量和继续损失量，防止发生新的累积损失，继续补钾，供给热量。一般生理需要量按60~80ml/（kg·d），用1/5张含钠液补充；继续损失量原则上丢多少补多少，如大便量一般，可在30ml/（kg·d）以下，用1/2~1/3张含钠液补充。生理需要量和继续损失量可加在一起于12~4小时内匀速静点。无呕吐者可改为口服补液。

（五）对症治疗

1. 腹泻。对一般腹泻患儿不宜用止泻剂，应着重病因治疗和液体疗法。仅在经过治疗后一般状态好转、中毒症状消失，而腹泻仍频者，可用鞣酸蛋白、次碳酸铋、氢氧化铝等收敛剂。微生态疗法有助于肠道正常菌群的生态平衡，有利于控制腹泻。常用制剂有双歧杆菌、嗜酸乳酸杆菌和粪链球菌制剂。肠黏膜保护剂如蒙脱石粉能吸附病原体和毒素，维持肠细胞的吸收和分泌功能，增强肠道屏障功能，阻止病原微生物的攻击。

2. 腹胀。多为肠道细菌分解糖产气而引起，可肌注新斯的明，肛管排气。晚期腹胀多因缺钾，宜及早补钾预防。若因中毒性肠麻痹所致腹胀除治疗原发病外可用酚妥拉明。

3. 呕吐。多为酸中毒或全身中毒症状，随着病情好转可逐渐恢复。必要时可肌注氯丙嗪。

（六）迁延性和慢性腹泻的治疗

迁延性腹泻常伴有营养不良等症，应仔细寻找引起病程迁延的原因，针对病因治疗。

1. 对于肠道内细菌感染，应根据大便细菌培养和药敏试验选用抗生素，切忌滥用，以免引起肠道菌群欠调。

2. 调整饮食不宜过快，母乳喂养儿暂停辅食，人工喂养儿可喂酸乳或脱脂乳，口服助消化剂如胃蛋白酶、胰酶等。应用微生态调节剂和肠黏膜保护剂，或辅以静脉营养，补充各种维生素。

3. 有双糖酶缺乏时，暂停乳类，改喂豆浆或发酵奶加葡萄糖。

4. 中医辨证论治，并可配合中药、推拿、捏脊、针灸等。

第四节　急性坏死性肠炎

急性坏死性肠炎（Acute Necrotizing Enteiitis）又名急性出血性坏死性肠炎，多以小肠广泛出血坏死为特征的急性炎症。多见于 3~9 岁儿童，夏秋季多见，病情危重，病死率高。

一、病因

尚未完全明确，多认为是由于 C 型产气荚膜梭状芽孢杆菌及其产生的耐热的 β 毒素（可致组织坏死）引起。该毒素易被肠内的胰蛋白酶分解破坏。胰蛋白酶分泌减少及其活性降低，可能是本病的诱发因素。

二、病理

从食管到结肠均可受累，但多见于空肠和回肠。肠壁增厚，黏膜皱襞肿胀，黏膜表面有散在的凝固性坏死灶，脱落后成浅溃疡，腹腔内可有脓性或血性渗出液。镜下见充血、水肿、出血、坏死、血管壁纤维素样坏死、血栓形成、炎性细胞浸润。多数仅累及黏膜及黏膜下层，严重者可达肌层和浆膜层，甚至发生肠穿孔和腹膜炎。

三、临床表现

（一）腹痛

常以突然腹痛起病，呈持续性钝痛伴阵发性加剧，常在脐周，或晚期波及全腹。

（二）呕吐

常在腹痛后出现。重者呕吐物为胃内容物，可含胆汁。

（三）腹泻和便血

腹痛不久即腹泻，初为黄色或蛋花汤样稀便。当黏膜有坏死出血时，即转为血便，呈暗红色糊状或赤豆汤样血水便，有腥臭味。出血量少者可无肉眼血便，但大便隐血试验呈强阳性。

（四）腹部体征

早期或轻症患儿腹稍胀，可有轻压痛。以后腹胀加重，可有固定压痛点。早期肠鸣音亢进，晚期肠壁肌层坏死、出血，可致肠麻痹，肠鸣音减弱或消失。当肠管坏死累及浆膜或肠穿孔时，出现腹膜炎症状如腹胀、腹肌紧张、压痛、反跳痛等。肠穿孔者肝浊音渐消失。休克患儿虽有腹膜炎而腹肌紧张和压痛可不太明显。

（五）脱水

由于大量体液和血渗入肠腔和腹腔，常有脱水、血容量减少、低钠、低钾和代谢性酸中毒。

（六）毒血症

由于肠壁坏死和毒素吸收引起。有发热，精神萎靡、烦躁、嗜睡、面色灰白。可出现休克，并常伴发弥散性血管内凝血（DIC）和败血症。

四、实验室检查

周围血白细胞总数和中性粒细胞增多，核左移，有中毒颗粒。血小板常减少。凝血酶原时间延长。大便镜检有大量红细胞、少量白细胞，隐血试验呈强阳性。厌氧菌培养多数可分离到产气荚膜杆菌。大便胰蛋白酶活性显著降低。

五、X线检查

动力性肠梗阻为常见征象，小肠呈局限性扩张充气，肠间隙增宽，黏膜皱襞粗钝。有时可见到由于大段肠管坏死而形成一堆敛密阴影。肠穿孔后出现气腹。忌做钡餐或钡剂灌肠检查。

六、诊断

凡小儿突然腹痛、呕吐、腹泻、便血并伴有毒血症表现或早期中毒性休克者，均应考虑本病。结合血、粪便化验及 X 线特征性改变进行诊断。

七、鉴别诊断

腹泻型应与婴儿腹泻病鉴别；中毒性休克者应与中毒型菌痢鉴别；便血型须与肠套叠及过敏性紫癜鉴别；腹膜炎型压痛位于右下腹者须与急性阑尾炎及美克耳憩室炎鉴别；肠梗阻型需与绞窄性肠梗阻鉴别；合并肠蛔虫症或呕吐者须与胆管蛔虫及蛔虫性肠梗阻鉴别。

八、治疗

主要是内科治疗、支持疗法，纠正水、电解质、酸碱平衡紊乱，防治休克，控制感染。

（一）禁食

疑诊本病即应禁食，确诊后继续禁食。必要时胃肠减压。待大便隐血呈阴性，腹胀消失开始进食。从流质渐恢复到正常饮食。

（二）维持水、电解质、酸碱平衡和营养

禁食期间静脉补液，纠正脱水、电解质紊乱（低钠、低钾等）、酸中毒。供给热水，静脉营养。便血多者输血，注意补充维生素 B、维生素 C、维生素 K 等。

（三）抢救中毒性休克

休克是本病的主要死因。多为失血和感染中毒所致的混合型休克，治疗措施主要是补足有效循环血量，改善微循环，应用血管扩张药如异丙基肾上腺素等，但不宜用抗乙酰胆碱药。必要时可早期短程使用肾上腺皮质激素，一般为 3~5 天。肠管病变严重而广泛者，

可早期手术切除坏死肠段。

（四）抗菌药物

可选用氯霉素、庆大霉素、头孢菌素等。甲硝唑对控制厌氧杆菌效果较好。

（五）胰蛋白酶

每次 0.1mg/kg，每日 3 次，可破坏产气荚膜杆菌的 β 毒素。

（六）抗毒血清

产气荚膜杆菌抗毒血清静注，疗效较好。

（七）手术治疗

出现下列情况时可考虑手术治疗：①完全性肠梗阻；②明显的腹膜炎症状或疑有肠穿孔者；③多次大量便血，保守治疗效果不明显者；④中毒性休克内科疗法效果不佳者；⑤腹部症状迅速恶化。

第五节　消化性溃疡

消化性溃疡（Peptic Ulcer）是指胃和十二指肠的慢性溃疡。各年龄均可发病，学龄儿童多见，婴幼儿多为继发性溃疡，胃溃疡和十二指肠溃疡发病率相近；年长儿多为原发性十二指肠溃疡，男孩多于女孩。

一、病因和发病机理

原发性消化性溃疡的病因复杂，与诸多因素有关，确切发病机理至今尚未完全阐明，目前认为溃疡的形成是由于对胃和十二指肠黏膜有损害作用的侵袭因子（酸、胃蛋白酶、胆盐、药物、微生物及其他有害物质）与黏膜自身的防御因素（黏膜屏障、黏液重碳酸盐屏障、黏膜血流量、细胞更新、前列腺素、表皮生长因子等）之间失去平衡的结果。

（一）胃酸和胃蛋白酶

胃酸和胃蛋白酶是胃液的主要成分，也是对胃和十二指肠黏膜有侵袭作用的主要因素。十二指肠溃疡患者基础胃酸、壁细胞数量及壁细胞对刺激物质的敏感性均高于正常人，且胃酸分泌的正常反馈抑制亦发生缺陷，故酸度增高是形成溃疡的重要原因。因胃酸分泌随年龄而增加，因此年长儿消化性溃疡发病率较婴幼儿为高。胃蛋白酶不仅能水解食物蛋白质的肽链，也能裂解胃液中的糖蛋白、脂蛋白及结缔组织、破坏黏膜屏障。消化性溃疡患者胃液中蛋白酶及血清胃蛋白酶原水平均高于正常人。

（二）胃和十二指肠黏膜屏障

胃和十二指肠黏膜在正常情况下，被其上皮所分泌的黏液覆盖，黏液与完整的上皮细胞膜及细胞间连接形成一道防线，称黏液-黏膜屏障，能防止食物的机械摩擦，阻抑和中和腔内 H^+ 反渗至黏膜，上皮细胞分泌黏液和 HCO_3^-，可中和弥散来的 H^+。在各种攻击因子的作用下，这一屏障功能受损，即可影响黏膜血循环及上皮细胞的更新，使黏膜缺血、坏死而形成溃疡。

（三）幽门螺杆菌感染

小儿十二指肠溃疡幽门螺杆菌检出率约为 52.6%～62.9%，被根除后复发率即下降，说明幽门螺杆菌在溃疡病发病机制中起重要作用。

（四）遗传因素

消化性溃疡属常染色体显性遗传病，20%～60%患儿有家族史，O 型血的人十二指肠溃疡或胃溃疡发病率较其他血型的人高，2/3 的十二指肠溃疡患者家族血清胃蛋白酶原升高。

（五）其他

外伤、手术后、精神刺激或创伤；暴饮暴食，过冷、油炸食品；对胃黏膜有刺激性的药物如阿司匹林、非甾体抗炎药、肾上腺皮质激素等。继发性溃疡是由于全身疾病引起的胃、十二指肠黏膜局部损害，见于各种危重疾病所致的应激反应。

二、病理

新生儿和婴儿多为急性溃疡，溃疡为多发性，易穿孔，亦易愈合。年长儿多为慢性，单发。十二指肠溃疡好发于球部，胃溃疡多发生在胃窦、胃体交界的弯侧。溃疡大小不等，胃镜下观察呈圆形或不规则圆形，也有呈椭圆形或线形，底部有灰白苔，周围黏膜充血、水肿。球部因黏膜充血、水肿，或因多次复发后，纤维组织增生和收缩而导致球部变形，有时出现假憩室。胃和十二指肠同时有溃疡存在时称复合溃疡。

三、临床表现

年龄不同，临床表现多样，年龄越小，越不典型。

（一）年长儿

以原发性十二指肠溃疡多见，主要表现为反复发作脐周及上腹部胀痛、烧灼感，饥饿时或夜间多发；严重者可出现呕血、便血、贫血；部分病例可有穿孔，穿孔时疼痛剧烈并放射至背部。也有的仅表现为贫血、粪便潜血试验呈阳性者。

（二）学龄前期

多数为十二指肠溃疡。上腹部疼痛不如年长儿典型，常为不典型的脐周围疼痛，多为间歇性。进食后疼痛加重，呕吐后减轻。消化道出血亦常见。

（三）婴幼儿期

十二指肠溃疡略多于胃溃疡。发病急，首发症状可为消化道出血或穿孔。主要表现为食欲差，进食后呕吐。腹痛较为明显，不很剧烈。多在夜间发作，吐后减轻，腹痛与进食关系不密切。可发生呕血、便血。

（四）新生儿期

应激性溃疡多见，常见原发病有：早产儿窒息缺氧、败血症、低血糖、呼吸窘迫综合征和中枢神经系统疾病等。多数为急性起病，呕血、黑便。出生后24~48小时亦可发生原发性溃疡，突然出现消化道出血、穿孔或两者兼有。

四、并发症

主要为出血、穿孔和幽门梗阻。常可伴发缺铁性贫血。重症可出现失血性休克。如溃疡穿孔至腹腔或邻近器官，可出现腹膜炎、胰腺炎等。

五、实验室及辅助检查

（一）粪便隐血试验

素食3天后检查，呈阳性者提示溃疡有活动性。

（二）胃液分析

用五肽胃泌素法观察基础酸排量和酸的最大分泌量，十二指肠溃疡患儿明显增高。但有的胃溃疡患者胃酸正常或偏低。

（三）幽门螺杆菌检测方法

可通过胃黏膜组织切片染色与培养，尿素酶试验，核素标记尿素呼吸试验检测 Hp。或通过血清学检测抗 Hp 的 IgG-IgA 抗体，PCR 法检测 Hp 的 DNA。

（四）胃肠 X 线钡餐造影

发现胃和十二指肠壁龛影可确诊；溃疡对侧切迹，十二指肠球部痉挛、畸形对本病有诊断参考价值。

（五）纤维胃镜检查

纤维胃镜检查是当前公认诊断溃疡病准确率最高的方法。内窥镜观察可估计溃疡灶大小、溃疡周围炎症的轻重、溃疡表面有无血管暴露和评估药物治疗的效果，同时又可采取黏膜活检做病理组织学和细菌学检查。

六、诊断和鉴别诊断

诊断主要依靠症状、体征、X 线检查及纤维胃镜检查。由于小儿消化性溃疡的症状和体征不如成人典型，常易误诊和漏诊，对有临床症状的患儿应及时进行胃镜检查，尽早明确诊断。有腹痛者应与肠痉挛、蛔虫症、结石等鉴别；有呕血者在新生儿和小婴儿与新生儿出血症、食管裂孔疝、败血症鉴别；年长儿与食管静脉曲张破裂及全身出血性疾病鉴别。便血者与肠套叠、憩室、息肉、过敏性紫癜鉴别。

七、治疗

原则是消除症状，促进溃疡愈合，防止并发症的发生。

（一）一般治疗

饮食定时定量，避免过饥、过饱、过冷，避免过度疲劳及精神紧张。注意饮食，禁忌吃刺激性强的食物。

（二）药物治疗

1. 抗酸和抑酸剂。目的是减低胃、十二指肠液的酸度，缓解疼痛，促进溃疡愈合。

（1）H_2受体拮抗剂：可直接抑制组织胺、阻滞乙酰胆碱和胃泌素分泌，达到抑酸和加速溃疡愈合的目的。常用西咪替丁（Cimetidine），$10 \sim 15mg/$（kg·d），分4次于饭前10分钟至30分钟口服；雷尼替丁（Ranitidine），$3 \sim 5mg/$（kg·d），每12小时一次，或每晚一次口服；或将上述剂量分$2 \sim 3$次，用$5\% \sim 10\%$葡萄糖液稀释后静脉滴注，肾功能不全者剂量减半。疗程均为$4 \sim 8$周。

（2）质子泵抑制剂：作用于胃黏膜壁细胞，降低壁细胞中的H^+、K^+-ATP酶活性，阻抑H^+从细胞浆内转移到胃腔而抑制胃酸分泌。常用奥美拉唑（Omeprazole），剂量为$0.7mg/$（kg·d），清晨顿服，疗程$2 \sim 4$周。

2. 胃黏膜保护剂。①硫糖铝：常用剂量为$10 \sim 25mg/$（kg·d），分4次口服，疗程4~ 8周。肾功能不全者禁用。②枸橼酸铋钾：剂量$6 \sim 8mg/$（kg·d），分3次口服，疗程4~ 6周。本药有导致神经系统不可逆损害和急性肾功能衰竭等不良反应，长期大剂量应用时应谨慎，最好有血铋监测。③呋喃唑酮：剂量$5 \sim 10mg/$（kg·d），分3次口服，连用2周。④蒙脱石粉：麦滋林-S（Marzulene-S）颗粒剂亦具有保护胃黏膜、促进溃疡愈合的作用。

3. 抗幽门螺杆菌治疗。幽门螺杆菌与小儿消化性溃疡的发病密切相关，根除幽门螺杆菌可显著地降低消化性溃疡的复发率和并发症的发生率。临床上常用的药物有：枸橼酸铋钾$6 \sim 8mg/$（kg·d）；羟氨苄青霉素$50mg/$（kg·d）；克拉霉素$15 \sim 30mg/$（kg·d）；甲硝唑$25 \sim 30mg/$（kg·d）。

由于幽门螺杆菌栖居部位环境的特殊性，不易被根除，目前多主张联合用药（二联或三联）。以铋剂为中心药物的治疗方案为：枸橼酸铋钾6周+羟氨苄青霉素4周，或+甲硝唑$2 \sim 4$周，或+呋喃唑酮2周。亦有主张使用短程低剂量二联或三联疗法者，即奥美拉唑+羟氨苄青霉素或克拉霉素2周，或奥美拉唑+克拉霉素+甲硝唑2周，根除率可达95%以上。

（三）外科治疗

外科治疗的指征为：①急性大出血；②急性穿孔；③器质性幽门梗阻。

第六节　肠套叠

肠套叠（Intussusception）系指部分肠管及其肠系膜套入邻近肠腔所致的一种绞窄性肠梗阻，是婴幼儿时期常见的急腹症之一，80%患儿年龄在2岁以内，男孩发病率高于女孩发病率，多见于健康肥胖。

一、病因和发病机理

肠套叠的病因分原发和继发两种，95%病例为原发性，多为婴幼儿，病因尚未完全清楚。婴幼儿回盲部系膜尚未完全固定、活动度大是引起肠套叠的易发因素。约5%病例为继发性，多为年长儿，有明显的机械因素，如美克尔憩室、肠息肉、肠肿瘤、腹型过敏性紫癜致肠壁血肿等均可牵引肠瞪而发生肠套叠。

有些促发因素可导致肠蠕动的节律发生紊乱，从而诱发肠套叠，如饮食改变、腹泻及其病毒感染等均与之有关。

二、病理

肠套叠多为近端肠管套入远端肠腔。套叠的肠管一般有3个：外层肠管为鞘部；进入鞘部的肠管称为套部；内筒的顶端称为头部。按其套入部位不同分为：①回盲型，此型最常见；②回结型；③回回结型；④小肠型，少见；⑤结肠型，少见；⑥多发型，回结肠套叠和小肠套叠合并存在。肠套叠时，由丁鞘部尤其足颈部的痉挛收缩，挤压套入肠管，牵拉和压迫肠系膜，使静脉和淋巴回流受阻，套入部肠管淤血、水肿、肠壁增厚、颜色变紫，并有血性渗液及腺体黏液分泌增加，产生典型的果酱样血便。

随着肠系膜绞窄逐渐加重，静脉压及组织压力升高，影响动脉血运送，最后套入肠管发生缺血坏死并出现全身中毒症状。严重者可并发肠穿孔和腹膜炎。

三、临床表现

多为平素健康小儿，突然发病。2岁以下婴儿肠套叠多为急性；年长儿肠套叠多为慢性，症状不如婴儿典型。

（一）腹痛

突然发作剧烈的阵发性肠绞痛，哭闹不安，屈腿缩腹，两臂乱动，面色苍白，出汗。

持续数分钟后，腹痛缓解，安静或入睡，间歇10~20分钟后又反复发作。阵发性腹痛系由于肠系膜受牵拉和鞘部强烈收缩所致。

（二）呕吐

初为乳汁、乳块和食物残渣，后可含胆汁。晚期可吐粪便样液体，说明有肠管梗阻。

（三）血便

为婴儿肠套叠的特征。约85％病例在发病后6~12小时排出果酱样黏液血便，或做直肠指检时发现血便。

（四）腹部肿块

多数病例在右上腹季肋下可扪及套叠的肿块，呈腊肠样，表面光滑，不太软，稍可移动。右下腹期扪诊常有空虚感。晚期病例发生肠坏死或腹膜炎时，出现腹胀、腹水、腹肌紧张和压痛，不易扪及肿块，有时腹部扪诊和直肠指检双合检查可触及肿块。

（五）全身情况

患儿在早期一般情况尚好，体温正常，无全身中毒症状，随着病程延长，病情加重，并发肠坏死或腹膜炎时，全身情况恶化，常有严重脱水、高热、嗜睡、昏迷及休克等中毒症状，这时阵发性哭闹症状反而不明显。

四、诊断

凡健康婴幼儿突然发生阵发性哭闹（腹痛）、屈腿、呕吐、便血和腹部扪及腊肠样肿块时可确诊。肠套叠早期在未排出血便前应做直肠指检。对可疑病例须与细菌性痢疾、蛔虫性肠梗阻、过敏性紫癜等疾病鉴别。不能确诊者可选用作以下检查确诊。

（一）腹部B超检查

在套叠部位显示同心圆或靶环状肿块图像，纵断扫描可见"套筒征"。

（二）空气灌肠

由肛门注入气体，在X线透视下可见杯口阴影，能清楚地看到套叠头的块影，是目前采用最多的诊断方法，并可同时进行复位治疗。

（三）钡剂灌肠

只用于慢性肠套叠疑难病例。

五、治疗

（一）非手术疗法

1. 空气灌肠：在 X 线透视下进行。即通过肛门注入气体，以空气压力将肠管复位，其适应证为肠套叠在 48 小时内，全身情况良好，腹部不胀，无明显的脱水和电解质紊乱。

2. 禁忌证：①肠套叠已超过 48 小时，全身情况差，如有脱水、精神萎靡、高热、休克等症状者，对 3 个月以下婴儿应更加注意；②高度腹胀，腹部腹膜刺激征者 X 线腹部平片可见多数液平面者；③套叠头部已达脾曲，肿物硬而张力大者；④多次复发疑有器质性病变者；⑤小肠型肠套叠。

（二）手术治疗

肠套叠超过 48 小时，或虽时间不长但病情严重疑有肠坏死者，空气灌肠失败或发生肠穿孔者以及小肠型肠套叠，均须手术治疗。根据患儿全身情况及套叠肠管的病理变化选择进行肠套叠复位、肠切除吻合术或肠造瘘术等。

第七节　小儿厌食症

厌食，是指小儿长时期见食不贪，食欲减退或缺乏，甚至拒食，医学上称之为"小儿厌食症"。据调查资料表明，城镇中 60% 的学龄前儿童均有不同程度的厌食。随着独生子女的增多，小儿厌食症有增无减。究其原因，与饮食习惯和饮食方式有密切的关系。同时，与缺少某些微量元素也有一定的关系。

一、诊断

（一）病史

喂养不当，嗜食高蛋白高糖饮食史。

（二）症状及体征

1. 不思纳食，食之无味，甚或拒食，大便正常或干结。食量明显少于同年龄正常儿童。

2. 病程持续 2 个月以上。

3. 体重下降不增，毛发稀黄、干枯。

4. 并发症：严醺者可并发中度以上贫血、营养不良、维生素 D 缺乏病、智力发育障碍、机体抗病能力降低而反复感染。

5. 排除其他外感染、内伤慢性疾病。

（三）辅助检查

D-木糖吸收排泄率降低。尿淀粉酶降低。血、头发的锌、铜、铁等多种微量元素含量低。

二、治疗

（一）一般治疗

改变不规律的生活，尽可能改善或酌情改变生活环境。

（二）消化酶制剂

多酶片，每次 0.3~0.6g，一天 3 次，饭后服。含淀粉酶、胰酶、胃蛋白酶，可促进糖类的消化。

（三）锌制剂

1. 葡萄糖酸锌。儿童服用量为，3 岁以下 5~10mg，4~6 岁 10~15mg，6 岁以上 15~20mg。以上均为锌的剂量，1 天只须服 1 次，亦可以将 1 天量分 2~3 次服用。口服液，每瓶 10ml，含锌 10mg；冲剂，每袋 10g，含葡萄糖酸锌 70mg，相当于含锌 10mg。

2. 甘草锌。儿童服用量按锌元素计算，1 天每千克体重 0.5~1.5mg，相当于 80mg 规格片剂的 1/8~1/3。一般常用量为（80mg 片剂）1~2 片。

（四）维生素

复合维生素 B，每次 1 片，一天 2~3 次，饭后服。

第八节 肠痉挛

肠痉挛是由于肠壁平滑肌阵阵强烈收缩而引起的阵发性腹痛，是小儿急性功能性腹痛中最常见的情况。以婴儿最多见，学龄前及学龄儿童亦可遇到。特点是发作突然，发作间歇时缺乏异常体征。外科急腹症所致的腹痛，不属本病范畴。

一、诊断

（一）病史

原因尚不完全明了，现在比较公认的是部分患儿是由于对牛乳过敏。诱因较多，如上呼吸道感染、局部受凉、暴食、大量冷食、食物中糖量过多，引致肠内积气、消化不良以及肠寄生虫毒素的刺激等。

（二）临床表现

肠痉挛的临床特点是平素健康小儿突然发作阵发性腹痛，有时从睡眠中突然哭醒，有些患儿过去有同样发作史。每次发作持续时间多不长，从数分钟至数十分钟，时痛时止，多反复发作数十分钟至数小时而自愈，个别患儿可延至数日。腹痛轻重不等，严重者哭闹不止、翻滚、出汗，重者面色苍白、手中发凉。不发作时能步行就诊，但如果继发于上呼吸道感染时，可有发热等原发病表现。典型病例痉挛多发生在小肠，腹痛部位以脐周为主，如果痉挛发生在远端大肠则疼痛位于左下腹，发生在胃部则疼痛以上腹部为主，常伴呕吐，吐出食物后精神好转。多数患儿偶发1~2次后自愈，亦有不少患儿时愈时发，甚至迁延数年，绝大多数患儿随年龄增长而自愈。

（三）辅助检查

有关实验室检查正常。

二、治疗

（一）一般治疗

消除诱因，注意饮食。

（二）对症治疗

以解痉止痛为主。复方颠茄片，大于5岁食半片，按情酌定；山莨菪碱片剂和注射剂，每次0.1~0.2mg/kg。小于5岁服用片剂不方便者，可用颠茄酊，每次0.03~0.06mg/岁，口服，3次/d。

第九节　肝脓肿

肝脓肿是溶组织阿米巴原虫或细菌感染所引起的肝组织内单个或多发的化脓性病变。本病是一种继发性病变，由细菌感染者称为细菌性肝脓肿，常见病原菌为大肠杆菌和葡萄球菌、链球菌和产酸杆菌等少见。多继发于胆管系统、门静脉系统、肝动脉、腹内邻近器官的感染以及肝外伤后继发感染；由阿米巴原虫引起者称为阿米巴肝脓肿，多继发于阿米巴肠病。

一、诊断

（一）阿米巴肝脓肿

1. 病史。常伴有阿米巴痢疾或慢性腹泻史。

2. 临床表现。不规则的长期发热，伴有恶寒、大汗、右上腹或右下胸疼痛，局部可有饱满及压痛，肝大而有压痛。

3. 辅助检查。

（1）实验室检查：白细胞数增加，嗜酸粒细胞增加较明显，粪便检查半数以上患儿可发现阿米巴滋养体或包裹。

（2）X线检查：病侧膈肌升高，运动度受限，膈肌局部隆起者尤具诊断意义。

（3）超声波检查：肝大，脓肿区出现液平段。

（4）肝脏放射性核素扫描：可见局限性放射性缺损或密度减低。

（5）肝脓肿穿刺液呈红棕色（有继发感染时脓液呈黄白色）。

（二）细菌性肝脓肿

1. 病史。可曾有疖肿或外伤感染致菌血症或败血症，或胆系感染，急性阑尾炎、肠炎所致门脉系统感染以及膈下脓肿等邻近器官炎症直接蔓延到肝脏。

2. 临床表现。

（1）寒战、高热，呈弛张热型，右上腹痛，伴食欲缺乏、乏力。

（2）肝大，有明显触痛、叩击痛，有时可见右下胸肋间隙水肿。

3. 辅助检查。

（1）白细胞总数及中性粒细胞计数均增多。

（2）超声波检查显肝内液平段。

（3）X线检查右叶脓肿可见右膈升高，活动度受限，肝影增大，有时伴有反应性胸膜腔积液，左叶脓肿则常有胃小弯受压征象。

（4）肝穿刺有脓液，多为黄灰色或黄色，有臭味，做细菌学检查可确定致病菌。

二、治疗

（一）一般治疗

卧床休息，加强营养，补充热量、蛋白质及维生素等，必要时可少量输血。

（二）病因治疗

1. 抗生素治疗。对细菌性肝脓肿，选用敏感抗生素治疗，对病原未明者，可选用两种抗生素联合应用，再根据药敏结果进行调整。往往需要多种有效药物交替长时间使用，一般用到 8 周，或热退后 2~3 周。

2. 抗阿米巴原虫治疗。阿米巴肝脓肿应使用抗阿米巴原虫药物，如甲硝唑，剂量 35~50mg/（kg·d），分 3 次口服，10 天为 1 个疗程。也可选用磷酸氯喹，剂量为 20mg/（kg·d），分 2 次口服，连服 2 天，以后减为 10mg/（kg·d），1 次服，连服 2 周以上。在排脓之前也应全身应用抗阿米巴原虫药治疗。

（三）外科治疗

1. 穿刺引流。脓肿较大者应穿刺引流，尤其适用于单个脓肿。穿刺点应选择肋间隙饱满、压痛最明显的部位，或根据超声波定位。如脓液黏稠，可注入生理盐水冲洗，以利排脓。如引流不畅或无效，可切开引流。

2. 切开引流。对于巨大脓肿、反复积脓的脓肿、局部胀痛明显或全身中毒症状严重的脓肿，脓肿已破或有穿破可能者，应进行切开引流。

第十节　急性胰腺炎

小儿急性胰腺炎比较少见，发病与胰液外溢入胰腺间质及其周围组织有关。

现多认为与病毒感染、药物、胰分泌管阻塞以及某些全身性疾病或暴饮暴食有关。至少半数以上是由腮腺炎病毒或上腹部钝伤引起，仍有 30% 病例找不到病因。

一、诊断

（一）病史

病前有饱餐等诱因，继发于身体其他部位的细菌或病毒感染：如急性流行性腮腺炎、肺炎、细菌性痢疾、扁桃体炎等。

（二）临床表现

多发生在 4 岁以上小儿，主要表现为上腹疼痛、恶心、呕吐及腹压痛。呕吐物为食物与胃、十二指肠分泌液。严重病例除急性重病容外，可有脱水及早期出现休克症状，并因肠麻痹而致腹胀。由于胰腺头部水肿压迫胆总管末端可出现黄疸，但在小儿则罕见。

轻度水肿型病例有上腹压痛（剑突下或略偏左侧），可能为腹部唯一体征。严重病例除腹胀外，腹部有压痛及肌紧张而以剑突下部为最明显。个别病儿的脐部或腰部皮肤呈发绀色，系皮下脂肪被外溢胰液分解，毛细血管出血所致。

（三）辅助检查

1. 淀粉酶测定。常为主要诊断依据，若用苏氏（Somogyi）比色法测定，正常儿均在 64U 以下，而急性胰腺炎患儿则高达 500U 以上。血清淀粉酶值在发病 3 小时后即可增高，并逐渐上升，24~28 小时达高峰以后又渐下降。尿淀粉酶也同样变化，但发病后升高较慢，病变缓解后下降的时间比血清淀粉酶迟缓，且受肾功能及尿浓度的影响，故不如血清淀粉酶准确。其他有关急腹症如肠穿孔、肠梗阻、肠坏死时，淀粉酶也可升高，很少超过 500U。

2. 血清脂肪酶测定。在发病 24 小时后始升高，持续高值时间较长，可作为晚期病人的诊断方法。正常值为 0.5~1U。

3. 腹腔穿刺。严重病例有腹膜炎者，难与其他原因所致腹膜炎相鉴别，如胰腺遭到严重破坏，则血清淀粉酶反而不增高，更造成诊断上的刊难。此时如腹腔渗液多，可行腹腔穿刺。根据腹腔渗液的性质（血性、混有脂肪坏死）及淀粉酶测定有助于诊断。

4. B 型超声检查。对水肿型胰腺炎及后期并发胰腺囊肿者的确诊有价值，前者显示胰腺明显增大，后者显示胰腺肿物与胰腺相连。

（四）诊断标准

1. 急性腹痛发作伴有上腹部压痛或腹膜刺激征。

2. 血、尿或腹水中胰酶升高。

3. 影像学检查、手术或活检见到胰腺炎症、坏死、出血等间接或直接的改变。具有含第 1 项在内的 2 项以上标准并排除其他急腹症者即可诊断。

二、治疗

（一）一般治疗

轻者进低脂、低蛋白流食；较重者应禁食，以减少胰腺分泌。严重者则须胃肠减压，减少胃酸避免促进胰腺分泌。禁食及胃肠减压时，宜输入营养物质（如合成营养液）并根据胃肠减压及出液量补充水、电解质等，以维持水电解质平衡。

（二）非手术治疗

1. 抑制胰腺外分泌。

（1）禁食和胃肠减压：可以减少胰液分泌，还可减轻呕吐和肠胀气。

（2）应用抗胆碱能药物：山莨菪碱、阿托品等，可减少胃酸和胰液分泌。

（3）应用 H_2 受体拮抗药：此类药有西咪替丁、雷尼替丁、奥美拉唑等，可减少胃酸分泌，间接抑制胰腺分泌，同时防止应激性胃黏膜病变的发生。

（4）应用生长抑素：为治疗急性出血坏死型胰腺炎效果较好的药物。

（5）缩胆囊素受体拮抗药：丙谷胺可明显减轻急性胰腺炎的病理改变及改善症状。

2. 镇痛解痉。阿托品每次 0.01~0.02mg/kg，最多不超过 0.4mg，必要时 4~6 小时重复 1 次。

3. 控制胰腺感染。急性胰腺炎多数由胆管疾病引起，多数应用抗生素。选用抗生素时，既要考虑菌种的敏感性，又要求该药对胰腺有较好的渗透性。首选药如西拉司丁（泰能）、环丙沙星、氧氟沙星，厌氧菌感染可用甲硝唑。

4. 维持水电解质平衡及抗休克。脱水严重或出现休克的患儿，应首先恢复血容量，可输 2 : 1 溶液、血浆或全血等，按 10~20ml/kg，于 30~60 分钟内输入，8~10 小时纠正其累积损失量。应用多巴胺、多巴酚丁胺、山莨菪碱等抗休克治疗。有尿后补钾，并注意热量、维生素供给，同时要防治低钙血症、高糖血症等。

5. 其他治疗。

（1）应用抑制胰酶活性的药物：较重型的急性胰腺炎，在发病早期大量静脉给药。

（2）应用肾上腺糖皮质激素：可引起胰腺炎一般不主张用，仅适用于合并呼吸窘迫综合征和出血坏死胰腺炎伴有休克者。

（3）腹膜灌洗：清除或减少大量有害的血管活性因子。

（三）手术治疗

只有在以下情况时考虑手术：①诊断为急性胰腺炎，经过内科治疗 24~48 小时，症状及体征进一步恶化，出现并发症者；②胆源性急性胰腺炎处于急性状态，需要外科手术解除梗阻者；③疑有出血性坏死性胰腺炎，经短时间治疗不缓解；④胰腺假性囊肿形成，尤其较巨大者，病情缓解后，可行引流手术；⑤不能排除其他急腹症者。

第十一节　先天性肥厚性幽门狭窄

先天性肥厚性幽门狭窄是新生儿期常见的消化道畸形，由于新生儿幽门环肌肥厚、增生使幽门管腔狭窄而引起的上消化道不完全梗阻性疾病。发病率为 10/10 万~33/10 万，占消化道畸形的第 3 位。第一胎多见，男孩多于女孩，男女发病率之比约为 5 : 1，多为足月儿，未成熟儿较少见。

一、诊断

（一）临床表现

呕吐是本症主要的症状，一般在出生后 2~4 周，少数于出生后 1 周发病，也有迟至出生后 2~3 个月发病者。开始为溢乳，逐渐加重呈喷射性呕吐，几乎每次奶后均吐，多于喂奶后半小时内即吐，自口鼻中涌出；吐出物为带凝块的奶汁，不含胆汁，少数患儿因呕吐频繁使胃黏膜毛细血管破裂出血，吐出物含咖啡样物或带血。患儿食欲旺盛，呕吐后即饥饿欲食。呕吐严重时，大部分食物被吐出，致使大便次数减少，尿少。

（二）体格检查

1. 胃蠕动波。常见，但非本症特有体征。蠕动波从左季肋下向右上腹部移动，到幽门即消失。在喂奶时或呕吐前较易看到，轻拍上腹部常可引出。

2. 右上腹肿块。为本症特有体征，具有诊断意义。检查方法是用指端在右季肋下腹直肌外缘处轻轻向深部按摸，可触及橄榄大小、质地较硬的肿块，可以移动。

3. 黄疸。少数患儿可以伴有黄疸。可能与饥饿和肝功能不成熟，胆红素肝肠循环增加等有关。

（三）并发症

1. 消瘦。反复呕吐、营养物质及水分摄入不足，致使患儿体重不增，以后下降，逐渐出现营养不良、消瘦。

2. 脱水和电解质紊乱。由于呕吐使 H^+ 和 Cl^- 大量丢失，造成脱水、酸碱平衡失调及电解质紊乱等。

3. 继发感染。由于呕吐营养物质摄入不足使患儿免疫功能下降，同时呕吐易造成患儿胃内容物误吸，易出现反复感染，特别是下呼吸道感染等。

（四）辅助检查

1. 腹部超声。腹部 B 超可发现幽门肥厚肌层为一环形低回声区，相应的黏膜层为高密度回声，并可测量肥厚肌层的厚度、幽门直径和幽门管长度，如果幽门肌层厚度≥4mm、幽门前后径≥13mm、幽门管长≥17mm，即可诊断为本症。

2. 腹部 X 线检查及钡餐造影。透视下可见胃扩张，钡剂通过幽门排出时间延长，胃排空时间延长。仔细观察可见幽门管延长，向头侧弯曲，幽门胃窦呈典型的鸟嘴状改变，管腔狭窄如线状，为诊断本病特有的 X 线征象。

3. 内镜检查。可见幽门管呈菜花样狭窄，镜头不能通过幽门管，有胃潴留等。

二、鉴别诊断

（一）幽门痉挛

多在生后即出现间歇性不规则呕吐，非喷射性，量不多，无进行性加重，偶见幽门蠕动波，但右上腹摸不到肿块。一般情况较好，无明显脱水、营养不良，B超检查幽门层不肥厚，用阿托品、冬眠灵等解痉镇静药治疗有效。

（二）胃扭转

出生后数周内出现呕吐，移动体位时呕吐加剧。X 线钡餐检查可见：食管与胃黏膜有交叉现象；胃大弯位于小弯之上；幽门窦位置高于十二指肠球部；双胃泡、双液平面；食管腹段延长，且开口于胃下方。胃镜检查可达到诊断和治疗目的（胃镜下整复）。

（三）胃食管反流

呕吐为非喷射性，上腹无蠕动波，无可触及的右上腹橄榄样肿块。采用体位疗法和稠厚食物喂养可减轻症状。X 线钡餐检查、食管 24 小时 pH 值监测和食管动力功能检查可协助确诊。

（四）贲门松弛和食管裂孔疝

出生后几天即出现呕吐，非喷射性、呕吐量不大，呕吐与体位有关，竖立位不吐。腹部无阳性体征，钡餐造影有助于诊断。

（五）喂养不当

由于喂奶过多、过急；人工喂养时将奶瓶倾斜将奶瓶内气体吸入胃内；喂奶后小儿放置不当等，均为新生儿呕吐的常见原因。

三、治疗

（一）外科治疗

诊断明确，早期行幽门环肌切开术。手术前应先纠正水、电解质紊乱，治疗贫血，改善全身状况。腹腔镜治疗创伤小、疗效好。

（二）内科治疗

对诊断未明确，或发病晚，有其他合并症暂时不能手术者，可试用内科治疗。①抗痉挛治疗：用 1∶1000 新配制的阿托品溶液，奶前 30 分钟口服，每次自 1 滴增加到 2~6 滴，至皮肤发红为止，应注意其副作用；②适当减少奶量，使用稠厚奶汁；③纠正水、电解质紊乱；④预防感染；⑤内镜气囊扩张术治疗。

第五章 呼吸系统疾病

第一节 急性上呼吸道感染

急性上呼吸道感染简称上感，是小儿最常见的疾病。主要指鼻、鼻咽和咽部的急性感染。大多是由病毒引起，如呼吸道合胞病毒、流感病毒、副流感病毒、腺病毒、鼻病毒、柯萨奇病毒等。也可继发细菌感染。

一、诊断

（一）病史

婴幼儿局部症状不明显而全身症状重，年长儿症状较轻。轻症者流涕、鼻塞喷嚏、咽部不适、不同程度的发热。重者畏寒、高热、头痛、乏力。婴幼儿可伴有呕吐、腹泻、腹痛、烦躁，甚至高热惊厥。

（二）查体

可见咽部充血，扁桃体肿大，颌下淋巴结肿大、触痛。部分患儿出现不同形态皮疹。肺部体征阴性。可并发中耳炎、鼻窦炎、咽后壁脓肿、颈淋巴结炎、喉炎、支气管炎、肺炎等。链球菌感染可引起急性肾炎、风湿热等疾病。

1. 疱疹性咽峡炎。由柯萨奇 A 组病毒引起，好发于夏秋季，急起高热，咽痛，充血，咽腭弓、悬雍垂、软腭等处有疱疹，周围有红晕，疱疹破溃后形成小溃疡。病程 1 周左右。

2. 咽结合膜热。病原体为腺病毒，春夏季发病多，可在集体儿童机构中流行。表现为发热，咽痛，一侧或双侧眼结合膜炎及颈部或耳后淋巴结肿大。病程1~2周。

（三）诊断要点

根据发热、流涕等症状，肺部体征呈阴性，胸片无异常即可诊断。

（四）鉴别诊断

注意与流行性感冒、急性传染病早期、急性阑尾炎等病鉴别。

二、治疗

主要为对症支持治疗，注意预防并发症。抗病毒药物常用利巴韦林，有继发细菌感染或发生并发症者，可选用抗菌药物。中药治疗有一定效果。

本病大多是由病毒感染引起，应注意对症支持治疗，避免滥用抗生素。

三、预防

居室注意通风、保持适宜湿度，提倡母乳喂养，加强体育锻炼，疾病高发时尽量避免到人群拥挤处。

第二节　急性感染性喉炎

急性感染性喉炎是由细菌或病毒引起的喉黏膜及声带的急性炎症。冬春季好发，婴幼儿多见。引起上呼吸道感染的病毒或细菌，大部分是本病的病原。因婴幼儿喉腔狭小，喉软骨柔软、黏膜血管丰富，炎症时黏膜水肿使喉腔更加狭窄而产生喉梗阻。

一、诊断

（一）病史

起病急，病初可有发热、咳嗽、流涕等上感症状。短至数小时即能引起严重的呼吸困难而窒息。声音嘶哑、犬吠样咳嗽及吸气性喉鸣，夜间加重是本病的特点。

（二）查体

主要为吸气性呼吸困难。根据呼吸困难程度，喉梗阻分为四度：Ⅰ度：仅在活动或哭闹后出现喉鸣和吸气性呼吸困难；Ⅱ度：安静时即出现上述症状；Ⅲ度：除上述表现外，烦躁不安，颜面、口唇、指趾发绀、出冷汗，恐惧表情；Ⅳ度：患儿渐衰竭，昏睡状，可因极度缺氧导致窒息而死亡。

（三）诊断要点

根据急性起病、犬吠样咳嗽、声嘶、喉鸣、吸气性呼吸困难等表现，即可诊断。

（四）鉴别诊断

注意与咽后壁脓肿等疾病相鉴别。

二、治疗

抗生素控制细菌感染。肾上腺皮质激素如氢化可的松、甲泼尼龙或地塞米松等减轻水肿。烦躁不安可适当使用镇静药。保持呼吸道通畅，出现Ⅲ、Ⅳ度呼吸困难者应气管捕管或气管切开。

本病发病急，尽量使患儿安静，必要时使用镇静药，做好急救准备，有Ⅲ度喉梗阻者即刻气管捅管或气管切开。

三、预防

积极预防和治疗上呼吸道感染，是防治急性喉炎的重要环节。此外，保持室内空气的流通，加强体育锻炼，提高环境适应能力和疾病抵抗能力尤为重要。

第三节　急性支气管炎

急性支气管炎是各种病原体感染所致的支气管黏膜炎症。是婴幼儿时期的常见病，常继发于上呼吸道感染之后。病原体为各种病毒或细菌，细菌感染多在病毒感染的基础上继发。常见的病毒为鼻病毒、呼吸道合胞病毒、流感、副流感病毒及风疹病毒等。细菌以肺炎链球菌、溶血性链球菌、葡萄球菌、流感杆菌、百日咳杆菌等多见。

一、诊断

（一）病史

病初大多有上呼吸道感染症状，如咳嗽、发热等。多为低热，少数可达 38～39℃，可持续数天或持续 2～3 周。咳嗽初为干咳，以后有痰。年长儿全身症状较轻，可有头痛、疲乏、食欲缺乏。婴幼儿还可出现呕吐、腹泻等消化道症状。

（二）查体

呼吸增快，早期双肺呼吸音粗糙，干性啰音。以后出现粗中湿啰音，但啰音不固定，常在体位改变或咳嗽后减少甚至消失。

（三）辅助检查

胸部 X 线示肺纹理增粗或肺门阴影增深。

（四）诊断要点

根据病史、体征结合胸部 X 线表现即可诊断。

（五）鉴别诊断

应注意与肺炎、支气管哮喘、支气管异物等疾病鉴别。

哮喘性支气管炎是支气管炎的特殊类型，多发于寒冷季节。婴幼儿多见，往往有湿疹等过敏病史。一般起病急，先有上呼吸道感染表现，继之出现呼气性呼吸困难，喘息明显。两肺叩诊呈鼓音，听诊布满哮鸣音及中湿啰音。本病有反复发作倾向，可随感染控制而缓解。随年龄增长，发病次数可逐渐减少，程度减轻，甚至消失。少数可发展为支气管哮喘。

二、治疗

1. 抗生素。病毒感染者一般用抗病毒药物。有细菌感染时，可用青霉素、头孢菌素类或其他广谱抗生素，也可根据药敏试验选用。若病原体为肺炎支原体时，可采用红霉素。

2. 对症治疗。痰多时可口服化痰药；黏稠者可用雾化吸入或蒸气吸入稀释。如明显烦躁不安或高热惊厥时可镇静、止惊治疗。

疾病后期咳嗽较明显，注意对症治疗，尽量避免使用中枢镇咳药，应加强营养。

三、预防

保持室内空气流通。加强身体锻炼，增强抗病能力。

第四节　毛细支气管炎

毛细支气管炎是由多种病原感染所致的急性毛细支气管炎症。多发生于6个月以下的小儿，以喘憋为主要表现。病原体主要为呼吸道合胞病毒，其他为腺病毒、副流感病毒、鼻病毒、流感病毒等，少数可由肺炎支原体引起。

一、诊断

（一）病史

典型病例常发生在上呼吸道感染后，出现持续性干咳和中、低热，发作性喘憋和肺部哮鸣音，病情以喘憋发生后的2~3天为最严重。

（二）查体

有呼气性呼吸困难。出现呼气延长和呼气性喉喘鸣；间歇期喘鸣消失；重症者呼吸困难明显，出现发绀、烦躁不安。可合并心力衰竭或几乎吸衰竭，极少数死亡。

（三）辅助检查

胸部X线表现为全肺不同程度的肺气肿，可有支气管周围炎，少数有肺段或肺叶不张。

（四）诊断要点

根据发病年龄、典型的临床表现不难诊断。

（五）鉴别诊断

注意与支气管哮喘、支气管异物、百日咳、粟粒性肺结核等鉴别。

二、治疗

主要为病因治疗、控制及免疫治疗，也可用中药治疗。病毒感染可用抗病毒药物如利巴韦林等。早期一般不须用抗生素治疗。继发细菌感染时可用抗生素治疗。保持呼吸道通畅，喘憋严重或其他治疗不能控制时可应用糖皮质激素泼尼松1~2mg/（kg·d）。免疫治疗静脉注射免疫球蛋白 400mg/ （kg·d），连续 3~5 天。及时处理并发症。

喘憋为突出症状，以发生后 2~3 天较严重，多数正确治疗可痊愈。

三、预后

喘憋时间较长、有严重酸中毒者预后差。部分患儿以后可发展为哮喘。

第五节　小儿肺炎

肺炎是指各种致病因素引起的肺部炎症。临床以发热、咳嗽、气促、呼吸困难、肺部啰音为主要表现。现尚无理想的分类方法。常用有以下几种：

1. 按病理分类。按病理部位分为支气管肺炎、大叶性肺炎和间质性肺炎等。

2. 按病因分类。

（1）病毒性肺炎：呼吸道合胞病毒居首位，其次为腺病毒 3、7、11、21 型，流感病毒副流感病毒 1、2、3 型，此外有麻疹病毒、肠道病毒、巨细胞病毒等。

（2）细菌性肺炎：由肺炎链球菌、葡萄球菌、革兰阴性杆菌（流感杆菌、肺炎杆菌、大肠杆菌、绿脓杆菌等）及厌氧菌等引起。

（3）支原体肺炎：以肺炎支原体为主。

（4）衣原体肺炎：主要由沙眼衣原体、肺炎衣原体和鹦鹉热衣原体引起。

（5）真菌性肺炎：由念珠菌、肺曲菌、隐球菌、组织胞浆菌、球孢子菌等引起。

（6）原虫性肺炎：以卡氏肺囊虫为主。

（7）非感染病因引起的肺炎：吸入性肺炎、嗜酸细胞性肺炎、坠积性肺炎等。

3. 按病程分类。分为急性（≤1 个月）、迁延性（1~3 个月）、慢性（>3 个月）。

4. 按病情分类。

（1）轻症：呼吸系统症状为主，无全身中毒症状。

（2）重症：除呼吸系统受累严重外，其他系统亦受累，全身中毒症状明显。

临床上若病原体明确，则以病因命名，以便指导治疗，否则按病理分类命名。

一、支气管肺炎

支气管肺炎是最常见的一种肺炎，婴幼儿好发。北方以冬春季多见，南方夏秋季多见。营养不良、维生素缺乏、先天性心脏病时易患本病。

本病常可在病毒感染的基础上继发细菌感染。细菌以肺炎链球菌最为多见，金黄色葡萄球菌、溶血性链球菌、B 型流感杆菌、大肠杆菌和副大肠杆菌亦较常见。病毒以呼吸道合胞病毒、腺病毒、流感病毒和副流感病毒为多见。病理以肺泡炎症为主，支气管壁与肺泡间质炎性病变较轻。病毒性肺炎以肺间质受累为主。

（一）诊断

1. 病史。起病多较急。主要表现为发热、咳嗽、气促、发绀。

（1）发热：早期体温在 38～39℃ 之间，亦可高达 40℃，多为弛张热或不规则热。婴儿大都起病迟缓，发热不明显或体温低于正常。

（2）咳嗽：早期干咳，极期咳嗽反略减轻，恢复期有痰。剧烈咳嗽常引起呕吐。

（3）气促：呼吸急促。

（4）发绀：重症患儿可出现口周、鼻唇沟、指趾端发绀、呼吸困难。

2. 查体。

（1）呼吸困难：频率可达 40～80 次/min。重症者鼻翼翕动及三凹征明显。

（2）肺部啰音：早期不明显，呼吸音可粗糙或减低，以后可闻及中小湿啰音，吸气末更明显。当出现实变体征时听诊患侧呼吸音减弱或有管状呼吸音，叩诊呈浊音。

（3）并发症：循环系统可出现心功能不全或心肌炎；神经系统常出现嗜睡、烦躁不安以及抽搐、昏迷或反复惊厥等中毒性脑病的表现；消化系统常发生中毒性肠麻痹、胃肠道出血；此外还可发生弥散性血管内凝血。在金黄色葡萄球菌肺炎和某些革兰阴性杆菌肺炎可有脓胸、脓气胸和肺大疱等并发症。

3. 辅助检查。

（1）常规检查如下：

1）血常规：细菌性肺炎时白细胞总数增高，重症常有核左移现象。病毒性肺炎白细胞大多数正常或降低。

2）C 反应蛋白（CRP）：细菌感染时，CRP 多升高，而非细菌感染时则不明显。

（2）病原学检查如下：

1）细菌病原学检查：分泌物及血液做细菌培养，有助于病原学诊断。也可用酶联免疫吸附试验（ELISA）、聚合酶链反应（PCR）法检测。

2）病毒病原学检查：分泌物做病毒分离，虽阳性率高，但不能早期诊断。取急性期和恢复期双份血清抗体滴度测定两者相差 4 倍也可确诊。PCR、ELISA 等检测快速诊断病毒。

3）其他病原学检查：肺炎支原体抗体检测，细胞培养查沙眼衣原体等方法。

（3）胸部 X 线：早期轻症双肺内、中带纹理增粗，肺门影增宽。以后小点片状阴影，或融合成大片。可有肺不张或局限性肺气肿。

4. 诊断要点。临床根据发热、咳嗽、气促或呼吸困难、肺部啰音结合胸片即可做出诊断。应力求做出病因诊断。

5. 鉴别诊断。

（1）急性支气管炎：全身症状轻，一般无明显的呼吸困难及缺氧症状，肺部啰音不固定，随咳嗽而改变。

（2）急性粟粒性肺结核：根据有结核病接触史、肺部啰音常不明显、结核菌素试验呈阳性及胸片呈粟粒状阴影可资鉴别。

（3）支气管异物：有异物吸入史，突然发病，出现呛咳，并结合胸部 X 线检查可以区别，必要时可行纤维支气管镜检查。

（二）治疗

1. 抗生素治疗。主要用于细菌性肺炎、支原体肺炎、衣原体肺炎及有继发细菌感染的病毒性肺炎。有条件可根据药敏试验选用有效药物。无条件者结合当地情况选药。支原体、衣原体感染首选大环内酯类如红霉素、罗红霉素或阿奇霉素等。真菌感染选用氟康唑、克霉唑或二性霉素 B 等。抗病毒药物利巴韦林治疗早期腺病毒肺炎有一定疗效。

2. 糖皮质激素治疗。仅对重症肺炎伴有全身中毒症状明显者，在足量有效抗生素基础上，可短期加用肾上腺皮质激素。选用氢化可的松 $5\sim10mg/$（kg·d）或地塞米松 $0.25\sim0.5mg/$（kg·d），静脉滴注，一般用 $3\sim5$ 天症状改善即可停药。也可用甲泼尼松龙。

3. 对症治疗。剧咳影响睡眠和饮食者，可服用止咳药。右美沙芬每次 $0.3mg/kg$，每日 $3\sim4$ 次，有镇咳作用，但不抑制呼吸。惊厥者给予相应抗惊厥药物。

胸片恢复常较症状改善慢，应严格掌握激素治疗的适应证，不滥用激素。

（三）预后

婴幼儿病死率较高。有基础疾病如营养不良、维生素 D 缺乏、先天性心脏病、结核病等则预后较差。金葡萄球菌肺炎并发症多，病程迁延，预后较差。腺病毒肺炎病情较重，病死率也较高。支原体肺炎病情轻重不一，病程虽较长，但多数可自愈。

二、几种特殊的肺炎

（一）金黄色葡萄球菌肺炎

简称金葡菌肺炎，多见于新生儿及婴幼儿。年长儿则多继发于败血症。病理改变以肺组织广泛的出血坏死及多发性小脓肿为特点。易形成脓胸或脓气胸。并可侵蚀支气管形成支气管胸膜瘘。若发于败血症之后，常引起其他器官的迁徙性化脓病灶。临床表现为起病急，病情重，病情发展快，中毒症状显著。突起高热，多呈弛张热型。痰呈黏液脓性，不易咳出。呼吸困难明显，可出现休克表现。肺部体征出现早，皮肤可出现红色丘疹、猩红热样或荨麻疹样皮疹。血白细胞有核左移现象。少数病例白细胞明显降低，但中性粒细胞百分比仍高。X线检查早期可见肺纹理增粗或小片状浸润影，病变发展很快出现脓胸、脓气胸、肺大疱等相应的征象。病变吸收较慢。

（二）肺炎支原体肺炎

由肺炎支原体引起，是一种介于细菌与病毒之间的微生物，无细胞壁。可全年散发流行。学龄儿及青少年常见。起病缓慢，病初伴有全身不适、乏力、头痛。以高热、刺激性干咳为突出表现。热程1~2周，咳嗽初为干咳，后转为顽固性剧咳，有时似百日咳样咳嗽，持续时间长，可达1~4周，常伴有胸痛。婴幼儿喘憋症状较突出。肺部体征较轻，部分可无任何阳性体征。部分病例并发胸膜炎。本病可并发肺外多系统的疾病，几乎可累及各个系统。自身抗体的形成是肺外并发症的主要原因。并发症多出现于呼吸道症状后3~30天。X线检查：多为单侧病变。

1. 支气管肺炎改变，以右肺中下野为多。

2. 间质性肺炎改变。

3. 部分病例出现大片阴影，密度不均匀，呈节段状分布；少数为大叶性阴影。

4. 游走性浸润现象，即一处旧病灶吸收，另一处新病灶又出现。体征轻而胸片表现重是其特点。

本病血液特异性 IgM 一般在出现症状后1周左右出现，比 IgG 的出现早4~5天。10~30天达高峰，12~26周消失。本病自然病程数日至2~4周不等，有时胸片完全正常比症状延长2~3周。偶有复发。

第六节　气胸

气胸是指各种原因引起的胸膜腔积气。当胸膜腔和外界大气有交流时如外伤或手术，空气经壁层胸膜进入胸腔时以及任何原因引起的肺泡破裂或支气管胸膜瘘，空气从气道或肺泡逸入胸膜腔均可造成气胸。临床按病理生理变化分为闭合性气胸、开放性气胸、张力性气胸3类。

一、诊断

（一）病史

临床表现与发生的快慢、肺萎缩程度和肺部原有的病变有关。常有咳嗽、哭闹、剧烈运动等诱因，多为急骤发病。典型症状为突发同侧胸痛，继之出现呼吸困难和刺激性干咳。

（二）查体

少量气胸时体征不明显。大量气胸时患侧呼吸音减弱或消失，叩诊呈鼓音，心脏、气管向健侧移位。

（三）辅助检查

胸部 X 线表现为肺向肺门萎陷呈圆球形阴影，压缩的肺外缘可见气胸带，气胸处透亮度增加，无肺纹。发线状的脏层胸膜阴影随呼吸内外移动。少量气胸往往仅局限于肺尖。

（四）诊断要点

根据临床表现及胸部 X 线不难诊断。气胸的主要并发症为脓气胸、血气胸、慢性气胸。

（五）鉴别诊断

应注意与肺大疱、膈疝、支气管囊肿等鉴别。

二、治疗

（一）一般治疗

绝对卧床休息，氧疗，少量气胸可自行吸收；积极治疗原发病。

（二）胸腔减压

大量气胸紧急情况下，可大号针头患侧第二肋间行胸腔穿刺抽气，然后胸腔闭式引流 24~72 小时，直至裂口闭合，肺组织复张，换气功能恢复为止。反复发作气胸可用胸膜粘连术。

大量气胸绝大多数经及时诊治可治愈。

三、预后

有支气管胸膜瘘或持续多日无吸收者预后差。

第七节 胸膜炎

胸膜炎指由于各种原因引起的脏、壁两层胸膜的炎症性疾病。感染（细菌、病毒、真菌、原虫等）、肿瘤、变态反应、化学性和外伤性多种疾病均可引起。最常见为结核性胸膜炎，有干性胸膜炎、渗出性胸膜炎和化脓性胸膜炎之分。临床以咳嗽、胸痛为特征。

一、诊断

（一）病史

1. 干性胸膜炎。大多由肺部感染所致。细菌或结核性均可。轻者无明显症状，或仅有轻微胸痛。较重者急性起病，有患侧胸痛，为针刺样剧痛，于深呼吸及咳嗽时加剧。

2. 渗出性胸膜炎。大多为结核性。一般急性起病，有中毒性症状，可中低热或高热，持续数日至数周。有时有畏寒、出汗、虚弱、全身不适等。胸腔积液量大时呼吸困难明显。

3. 化脓性胸膜炎口大多高热不退，呼吸困难，中毒症状较重。

（二）查体

干性胸膜炎患侧呼吸运动减弱，听诊可闻及胸膜摩擦音。渗出性胸膜炎患侧呼吸运动减弱，触觉语颤减低或消失，患侧叩诊呈实音或浊音，呼吸音减低或消失。化脓性胸膜炎患侧叩诊大片浊音，听诊呼吸音明显减低。

（三）辅助检查

1. 白细胞计数正常或增高，血沉增快。

2. 痰涂片检查及培养。

3. X线检查，有小量积液示肋膈角变钝，中量胸腔积液示大片均匀上缘呈外高内低曲线的致密阴影，液气胸时可见液平面。

4. CT 检查能明确胸腔积液部位。

5. 胸膜腔穿刺及胸腔积液检查有助于病因诊断。

（四）诊断要点

根据病史、体征结合辅助检查可诊断。化脓性胸膜炎须胸膜腔穿刺抽出脓液才能确诊。

（五）鉴别诊断

与大叶性肺炎、肺脓肿、膈下脓肿、膈疝、肺大疱等疾病鉴别。

二、治疗

（一）病因治疗

结核性者正规抗结核治疗，有发热、中等以上积液时可加用泼尼松或地塞米松。化脓性者全身和局部应用敏感的抗生素，尽早引流排出脓液。癌性者采取综合治疗措施，如全身或局部化疗、放疗、手术、胸腔抽液和闭式引流等。

（二）对症治疗

酌情使用镇痛药；应用止咳祛痰药。

病因诊断较困难，须用多种方法综合判断。结核性者要坚持正规治疗，坚持早期、适量、联合、规律、全程的用药原则。化脓性者注意尽早引流排脓。

三、预后

干性及渗出性胸膜炎预后较好，少数化脓性胸膜炎可有胸廓畸形，要注意积极改善维生素 D 缺乏、营养不良等基础疾病的状况，加强营养支持。

第六章 血液系统疾病

第一节 营养性贫血

一、缺铁性贫血

缺铁性贫血是由于体内铁缺乏致血红蛋白合成减少而引起的一种小细胞低色素性贫血，为小儿贫血中最常见的一种类型，尤以婴幼儿发病率最高，对小儿健康危害较大。是我国重点防治的小儿常见病之一。主要病因：生长发育使需要量相对增多，有消化道疾病或其他疾病出现铁吸收不良，饮食中含铁不足，疾病使铁消耗增加，先天储铁不足或胎儿失血。

（一）诊断

1. 临床表现。

（1）贫血表现：皮肤黏膜逐渐苍白，以唇、口腔黏膜及甲床最为明显。伴头晕、乏力、气短，年长儿可诉眼前发黑、耳鸣等症状。

（2）髓外造血表现：由于髓外造血反应，肝、脾可轻度增大，年龄越小、病程越久，贫血越重，肝脾大越明显。

（3）非造血系统症状：如指甲扁平不光滑、脆薄易裂，甚至变凹呈反甲；皮肤干燥、毛发干燥和脱落；体重增长缓慢，可有行为异常，表现为烦躁、易怒，注意力不集中，食欲减退，部分患者有异食僻，如嗜食墙皮、泥土、粉笔及生米等。

2. 辅助检查。

（1）血常规：典型的缺铁性贫血外周血象呈小细胞低色素性贫血，血红蛋白减少程度比红细胞数减少更为显著。大部分红细胞体积较小，中央浅染区明显，平均红细胞体积（MCV）< 80fl，平均红细胞血红蛋白量（MCH）< 26pg，平均红细胞血红蛋白浓度（MCHC）< 0.31。网织红细胞数正常或轻度减少。

（2）血清：血清铁<10.7μmol/L，总铁结合力>62.7μmol/L，血清铁蛋白<12μg/L。

（3）骨髓：显示储存铁（即细胞外铁）消失，铁粒幼细胞（即细胞内铁）也消失或显著减少（＜15%）。

3. 鉴别诊断。

（1）地中海贫血：常有特殊面容，有靶型红细胞，血红蛋白电泳有异常血红蛋白肽链。

（2）感染性贫血：多见于慢性感染，如骨髓炎、肺脓肿和脓胸等。患儿血清铁不低，血清铁蛋白升高。

（3）铅中毒性贫血：血清铁往往增加，血清铅>10μmol/L。

（二）治疗

1. 一般治疗。包括护理，合理喂养，及时添加辅食，治疗基础疾病，加强营养知识教育，纠正偏食及不良烹饪习惯。

2. 病因治疗。病因治疗对纠正贫血的效果、速度及彻底治愈，预防复发均有重要意义，因此必须重视。对饮食不当，应合理安排饮食，纠正不合理的饮食习惯和食物组成。驱除钩虫，治疗慢性失血，特别要注意隐匿的消化道出血，长期服用阿司匹林也是易被忽视的引起消化道出血的原因。

3. 铁剂治疗。补铁治疗有口服铁剂和注射铁剂两种。口服二价铁易吸收，常用的制剂为硫酸亚铁（含铁20%）、富马酸铁（含铁11%）。口服剂量以元素铁计算，一般为每次 1~2mg/kg，每日 2~3 次，一般在两餐之间服用，可减少胃肠道刺激。多糖铁复合物（力蜚能），每日 4~12mg/kg，分 2~3 次口服；琥珀酸亚铁（速力菲）每日 5~18mg/kg，分 2~3 次口服。同时服用维生素 C，每次 100 毫克，每日 3 次，可促进铁剂的吸收。缺铁性贫血接受铁剂治疗后，于 3~4 日后网织红细胞升高，7~10 日达高峰，2~3 周后网织红细胞下降至正常。治疗约 2 周后，血红蛋白相应增加，临床症状亦随之好转，如食欲增加，面色好转，体征减轻至消失。血常规完全恢复正常经常需要 2 个月时间。但即使血红蛋白已完全正常，小剂量铁剂治疗仍须继续 2~3 个月以补足体内应有的铁储存量。牛磺酸和维生素 C 能促进肠道铁剂的吸收。疗程根据切实补足铁元素总量确定，铁元素总量可按公式计算：

补充铁元素总量（mg）=［正常血红蛋白值患儿血红蛋白值（g/L）］/

体重（kg）×80×3.4×1.5

公式中 80 为每千克体重的血容量（ml），3.4 为每克血红蛋白含铁的毫克数，1.5 为储存铁所需的倍数。

注射铁剂对缺铁性贫血的治疗既不方便，又不经济，常引起疼痛或药物反应。因此，必须严格掌握适应证，不应滥用。下列情况可考虑应用注射剂：口服铁剂不能耐受者，如消化道反应严重，不能继续服药者；口服铁剂可加重原发病者，如消化性溃疡病；口服铁吸收障碍，如脂肪泻、萎缩性胃炎等；需要迅速纠正缺铁者，如需要及时外科手术治疗时。目前应用的注射铁剂有两种，右旋糖酐铁和山梨醇枸橼酸铁复合物，这两种制剂每毫升中各含铁 50mg，患者所需铁的总剂量应先精确计算，不应超量以免引起急性铁中毒。给药途径是在两侧臀部做深部肌内注射。

4. 饮食调整。应注意食物配伍，增加富含维生素 C 的水果等的摄入，有利于铁剂的吸收。铁锅烹调，可增加铁的来源。而茶、咖啡、蛋类、制酸剂等，如与铁同服可形成不易溶解的复合物，影响铁的吸收，因而在食用上述食品前 1 小时或食后 2 小时均不应吞服铁剂。茶叶中有大量鞣酸，易与消化道内铁结合形成不溶解性鞣酸铁，阻碍铁的吸收，使贫血加重，所以缺铁性贫血患者不宜饮茶。牛奶虽然营养丰富，但铁的含量很低，尤其要注意的是牛奶和铁剂不能同服，因为亚铁能与牛奶中的钙盐、磷盐结合成不溶性的含铁化合物，使铁的吸收更为减少。

食物中铁含量最高者为黑木耳、海带、发菜、紫菜、香菇、猪肝等，其次为豆类、肉类、动物血、蛋等，谷类及大多数水果、蔬菜中含铁量都较低，乳类含铁量极低。因食物性质不同，各种食物中可被吸收的铁也很不一致，动物性食物铁吸收率高而植物性食物铁吸收率低，如从动物的肝、肌肉、血和蛋黄中能被吸收的铁可达 15%～20%，而从谷物、蔬菜或水果中能吸收的铁只有 1.7%～7.9%。

5. 输血治疗。一般无须输血。有下列情况者可输浓缩红细胞：①重症贫血并发心功能不全；②明显感染者，亟须做外科手术者。

贫血越重，一次输血量越少，速度越慢，以免加重心脏负担。血红蛋白 30～60g/L 者，每次输浓缩红细胞 4～6ml/kg。

二、营养性巨幼红细胞性贫血

营养性巨幼细胞性贫血又称大细胞性贫血，世界各地均有报道。我国西北、华北和西南部分农村尚少见。

（一）病因

1. 摄入不足。饮食中缺乏叶酸和（或）维生素 B_{12}。母乳中含维生素 B_{12} 很少，羊乳中含维生素 B_{12} 和叶酸均很少，用人乳或羊乳喂养的婴儿，如果不及时添加辅食，则易发生贫血。

2. 生长发育过快。生长发育迅速，叶酸、维生素 B_{12} 需要量相对增加。

3. 吸收和运输障碍。胃底壁细胞分泌功能障碍等可引起维生素 B_{12} 吸收和运输障碍，长期应用广谱抗生素、抗叶酸代谢药或抗癫痫药可导致叶酸吸收障碍。

4. 代谢障碍。遗传性叶酸代谢障碍等。

（二）诊断

1. 临床表现。

（1）一般表现：起病缓慢，面色蜡黄虚胖，或伴轻度水肿，毛发稀松发黄，疲乏无力，严重病例可有出血点或瘀斑。常伴有肝脾大。

（2）神经精神症状：随贫血发生可出现不同程度的痴呆，对周围反应差，表情淡漠，少哭不笑，动作发育落后甚至倒退，如会坐会爬者随贫血发生又变为不会。此外，还常出现躯干、肢体、头部和全身震颤，甚至抽搐、感觉异常，多数在睡眠时能消失。神经系统的损害主要与维生素 B_{12} 的缺乏有关。

（3）消化系统症状：常有食欲缺乏、厌食、呕吐、腹泻，舌炎、舌光滑或舌乳头水肿，因舌震颤与下齿不断摩擦可有舌系带溃疡。

2. 辅助检查。

（1）血常规：贫血多为中度，呈大细胞性贫血，含血红蛋白丰富，半均红细胞体积>94fl，平均红细胞血红蛋白量>32pg。可见剑巨幼变的有核红细胞。

（2）骨髓：增生明显活跃，呈典型的巨幼细胞改变，巨幼红细胞比例多在 10% 以上。粒细胞系统及巨核细胞系统亦有巨型变。

（3）特殊检查：血清叶酸测定若小于 6.8nmol/L 提示缺乏（正常值 11.4~13.6nmol/L）；血清维生素 B_{12} 测定若大于 74pmol/L 提示缺乏（诅常倚婴儿为 162~532.8pmol/L，1~10 岁为 111~873.2pmol/L）。

（三）治疗

1. 一般治疗。包括护理，合理喂养，及时添加辅食，治疗基础疾病，去除病因，加强营养知识教育，纠正偏食及不良烹饪习惯。

2. 叶酸治疗。叶酸每次 5mg，每日 3 次，口服，直到血红蛋白恢复正常。胃肠道不能吸收者，可每日肌内注射甲基四氢叶酸钙 3~6mg。一般疗程 3~4 周，最好同时服用维生素 C 以提高疗效。

3. 维生素 B_{12} 治疗。剂量为每次 100μg，肌内注射，每周 2 次，疗程 2~4 周，直至症状好转，血常规恢复正常。

维生素 B$_{12}$ 和叶酸治疗 2~3 日后，精神好转，网织红细胞上升，5~7 日达高峰。继之红细胞数及血红蛋白上升，4~8 周恢复正常。神经系统症状恢复缓慢，有的病例数月后才完全恢复正常。一般疗程 2 个月左右。

单纯维生素 B$_{12}$ 缺乏，有神经系统症状的患者，若先用叶酸治疗，会使神经系统损害症状加重，应引起充分注意。

叶酸和维生素 B$_{12}$ 治疗后 8~12 小时，骨髓内的巨幼细胞开始转变，48~72 小时巨幼变可消失。

4. 饮食调整。改变不良饮食习惯，尤其要做到不偏食、不挑食和不长期素食。维生素 B$_{12}$ 在肉类、肝、肾、海产品、蛋等食品中含量丰富，牛乳高于人乳。婴儿要适时添加辅食，注意添加富含叶酸的辅食。富含叶酸的食物有绿色新鲜蔬菜，如菠菜、莴苣、扁豆、蘑菇，各种瓜、豆，水果。动物食物，如肝、肾，乳制品等均富含叶酸。叶酸属水溶性 B 族维生素，性质极不稳定，光照及煮沸即被分解破坏，如食物中缺少新鲜蔬菜，过度烹煮或腌制均可使叶酸丢失。维生素 B$_{12}$ 在动物蛋白中含量丰富，以肝、肾和肉类中为多，蛋类、奶类次之，蔬菜中含量甚少。

第二节　溶血性贫血

溶血性贫血是由于红细胞的内在缺陷或外在因素的作用，使红细胞的破坏增加，寿命缩短，而骨髓造血功能代偿不足时所发生的贫血。

一、诊断

（一）病史

1. 遗传性溶血性贫血。要注意询问患者的家族史、发病年龄、双亲是否近亲婚配、祖籍及双亲家系的迁徙情况等。

2. 多种药物都可能引起溶血性贫血，追查药物接触史十分重要。

（二）临床表现

溶血性贫血的临床表现常与溶血的缓急、程度和场所有关。

1. 急性溶血性贫血。一般为血管内溶血，表现为急性起病，可有寒颤、高热、面色苍白、黄疸以及腰酸、背痛、少尿、无尿、排酱油色尿（血红蛋白尿）甚至肾功能衰竭，严重时神志淡漠或昏迷甚至休克。

2. 慢性溶血性贫血。一般为血管外溶血，起病缓慢，症状体征常不明显。典型的表现为贫血、黄疸、脾大 3 大特征。

（三）辅助检查

目的有 3 个：即肯定溶血的证据，确定主要溶血部位，寻找溶血病因。

1. 红细胞破坏增加的证据。

（1）红细胞数和血红蛋白测定常有不同程度的下降。

（2）高胆红素血症。

（3）粪胆原和尿胆原排泄增加。

（4）血清结合珠蛋白减少或消失。

（5）血管内溶血的证据为血红蛋白血症和血红蛋白尿；含铁血黄素尿；高铁血红蛋白血症。

（6）红细胞寿命缩短。

2. 红细胞代偿增生的证据。

（1）溶血性贫血时网织红细胞数多在 0.05~0.2，急性溶血时可高达 0.5-0.7，慢性溶血多在 0.1 以下，当发生再生障碍危象时可减低或消失。

（2）周围血象中可出现幼红细胞、多染性、点彩红细胞及红细胞碎片。成熟红细胞形态异常，可见卡波环及豪周小体。

（3）骨髓增生活跃，中晚幼红增生尤著。粒红比例降低甚至倒置。

3. 红细胞渗透脆性试验和孵育渗透脆性试验。

（1）脆性增高，提示红细胞膜异常性疾病。

（2）脆性降低，多提示血红蛋白病。

（3）脆性正常，提示红细胞酶缺乏性疾病。

4. 自身溶血试验。凡疑为红细胞内有异常者，应考虑做自身溶血试验。

5. 抗人球蛋白试验（Coombs 试验）。是鉴别免疫性与非免疫性溶血的基本试验。

6. 其他。用于鉴别溶血性贫血的实验室检查。

（1）酸溶血试验（Hums 试验）：主要用于诊断 PNH。

（2）冷热溶血试验：用于诊断阵发性寒冷性血红鳞白尿痒。

（3）变性珠蛋白小体（Heinz 小体）生成试验和高铁血红蛋白还原试验：主要用于 G6PD 缺乏症的检测。

（4）红细胞酶活性测定：如 G6PD 及丙酮酸激酶活性测定等。

（5）血红蛋白电泳：对于血红蛋白病有确定诊断的意义。

（6）SDS-聚丙烯酰胺凝胶电泳：进行膜蛋白分析，用于遗传性红细胞膜缺陷的诊断。

溶血性贫血是一大类疾病，诊断应按步骤进行，首先确定有无贫血，再大致估计主要溶血部位。然后根据病因或病种选择有关试验逐一排除或证实。有些溶血病的原因一时不能确定，需要随诊观察，还有些溶血病的确诊有赖于新的检测技术。

二、鉴别诊断

下列情况易与溶血性疾病相混淆，在诊断时应注意鉴别：

1. 有贫血及网织红细胞增多者，如失血性贫血、缺铁性贫血或巨幼细胞贫血的恢复早期。

2. 兼有贫血及无胆色素尿性黄疸者，如无效性红细胞生成及潜在性内脏或组织缺血。

3. 患有无胆色素尿性黄疸而无贫血者，如家族性非溶血性黄疸（Gibert 综合征）。

4. 有幼粒-幼红细胞性贫血，成熟红细胞畸形，轻度网织红细胞增多，如骨髓转移性癌等，骨髓活检常有侵袭性病变的证据。

5. 急性黄疸型肝炎。本病以黄疸为主要表现，多有肝脾大，但本病一般无明显贫血，血清直接和间接胆红素均增高，肝功能异常。

6. 溶血尿毒综合征。本病除有黄疸及贫血等溶血表现外，同时具备血小板减少及急性肾功能衰竭。

三、治疗

（一）去除病因

蚕豆病、G6PD 缺乏症患者应避免食用蚕豆或服用氧化性药物。药物所致者应立即停药。如怀疑溶血性输血反应，应立即停止输血，再进一步查明病因。

（二）治疗方法

1. 肾上腺皮质激素和免疫抑制药。激素对免疫陛溶血性贫血有效。环孢素、环磷酰胺等，对少数免疫性溶贫也有效。

2. 输血。当发生溶血危象及再生障碍危象，或贫血严重时应输血。

3. 脾切除术。脾大明显，出现压迫症状，或脾功能亢进，均应考虑脾切除治疗。

4. 防治严重并发症。对溶血的并发症如肾功能衰竭、休克、心力衰竭等做早期预防和处理。对输血后的血红蛋白尿症应及时采取措施，维持血压，防止休克。

5. 造血干细胞移植。可用于某些遗传性溶血性贫血，如重型 β-珠蛋白生成障碍性贫血，这是可能根治本病的方法，如有 HLA 相合的造血干细胞，应作为首选方法。

（三）其他

1. 输血疗法的合理应用。

（1）β-珠蛋白生成障碍性贫血主张输血要早期、大量，即所谓"高输血疗法"。

（2）G6PD 缺乏患者，因溶血为自限性，需要输血时，只需要 1~2 次即可。

（3）对于某些溶血性贫血输血反可带来严重反应，因此应严格掌握输血指征。如自身免疫性溶血性贫血，输血可提供大量补体及红细胞，可使受血者溶血加剧，若非十分必要，不应给予。非输血不可时，应输生理盐水洗涤过的浓缩红细胞加肾上腺皮质激素。

2. 脾切除术。溶血性贫血的重要治疗措施，但并非对所有患者均有效。手术年龄以 5~6 岁为宜，过早切脾可能影响机体免疫功能，易患严重感染。但如贫血严重，以致影响患者的生长发育，或常发生"再生障碍危象"者，则可考虑较早手术。术后用抗生素预防感染，至少应持续至青春期。

第三节　出血性贫血

一、特发性血小板减少性紫癜

特发性血小板减少性紫癜（ITP）又称自身免疫性血小板减少性紫癜，是小儿最常见的出血性疾病。其主要临床特点：皮肤、黏膜自发性出血和束臂试验呈阳性，血小板减少，出血时间延长和血块收缩不良。

（一）诊断要点

1. 临床表现。本病见于小儿各年龄时期，多见于 1~5 岁小儿，男女无差异，春季发病数较高。急性型患儿于发病前 1~3 周常有急性病毒感染史，如上呼吸道感染、流行性腮腺炎、水痘、风疹、麻疹、传染性单核细胞增多症等，偶亦见于接种麻疹减毒活疫苗或接种结核菌素之后。

大多数患儿发病前无任何症状，部分可有发热。患儿以皮肤和黏膜自发性出血为突出表现，多为针尖大小的皮内或皮下出血点，或为瘀斑和紫癜，少见皮肤出血斑和血肿。皮疹分布不均，通常以四肢为多，在易于碰撞的部位更多见。常伴有鼻出血或牙龈出血，胃肠道大出血少见，偶见肉眼血尿。少数患者可有结膜下和视网膜出血。颅内出血少见，如一旦发生，则预后不良。出血严重者可致贫血，偶见肝脾轻度大，淋巴结不肿大。

急性型占80%～90%，起病急，常有发热，出血一般较重，血小板计数<20×10^9/L，病程≤6个月。慢性型占10%～20%，起病隐匿，出血一般较轻，血小板计数（30～50）×10^9/L，病程大于6个月。

2. 辅助检查。

（1）血常规：血小板计数<100×10^9/L。出血轻重和血小板数多少有关，血小板计数<50×10^9/L可见自发性出血；血小板计数<20×10^9/L时出血明显；血小板计数<10×10^9/L时出血严重。慢性型者可见血小板大小不等，染色较浅。失血较多时可致贫血，白细胞数正常。出血时间延长，凝血时间正常，血块收缩不良。血清凝血酶原消耗不良。

（2）骨髓象：急性病例骨髓巨核细胞数增多或正常，慢性者巨核细胞显著增多；幼稚巨核细胞增多，核分叶减少，核-浆发育不平衡，产生血小板的巨核细胞明显减少，其胞质中有空泡形成、颗粒减少、核胞质量少等现象。

（3）血小板抗体测定：主要是PAIgG增高，但PAIgG增高并非特发性血小板减少性紫癜的特异性改变，其他免疫性疾病亦可增高；如同时检测PAIgM和PAIgA以及测定结合在血小板表面的糖蛋白、血小板内的抗GPⅡb/Ⅲa自身抗体和GPIb/Ⅸ自身抗体等可提高临床诊断的敏感性和特异性。

（二）治疗

1. 急性型。

（1）一般疗法：适当限制活动，避免外伤；有或疑有感染者，酌情使用抗生素；避免应用影响血小板功能的药物，如阿司匹林等。

（2）糖皮质激素的应用：可用于皮肤出血点多、血小板计数<30×10^9/L的患者。一般采用泼尼松每日1.5～2mg/kg，分次服，视病情逐渐减量，疗程一般不超过4周。严重出血（如消化道出血、鼻出血）或皮肤散在出血点，而血小板计数（10～15）×10^9/L的初始治疗患者，采用地塞米松每日1.5～2mg/kg，加入葡萄糖液静脉滴注；或甲泼尼龙每日20～30mg/kg，连续静脉滴注3日后，改泼尼松口服，待出血减轻，血小板计数上升后减量，停药。疗程一般不超过6周。

（3）静脉注射免疫球蛋白：严重出血（如消化道出血、鼻出血）或皮肤散在出血点，而血小板计数在（10～15）×10^9/L的初始治疗患者采用。特别适用于将要行外科或拔牙手术和可能有威胁生命的严重出血者。免疫球蛋白每日0.4g/kg，静脉滴注，连用5日；或免疫球蛋白1g/kg，静脉滴注，连用2日，以后3～4周1次。用免疫球蛋白的疗效与静脉滴注皮质激素相似，副作用少，偶有过敏反应。

（4）血小板输注：血小板计数<$10×10^9$/L、有严重出血或有危及生命的出血须紧急处理者，可输注浓缩血小板计数制剂，每次 0.2~0.25U/kg，静脉滴注，隔日 1 次，至出血减轻，血小板达安全水平（>$30×10^9$/L）。同时给予皮质激素或免疫球蛋白，可以提高疗效。

2. 慢性型。

（1）一般疗法：同急性型。

（2）糖皮质激素：为慢性型首选药物。用法及用量同急性型。待出血减轻，血小板计数平稳上升至安全水平（$30×10^9$/L）后，逐渐减量至能维持出血基本控制的最小剂量。若无效改用其他方案。

（3）静脉注射免疫球蛋白：同急性型治疗。

（4）免疫抑制药：皮质激素治疗无效或依赖大剂量皮质激素维持者，可选用硫唑嘌呤、环磷酰胺、长春新碱等药物，用药期间应注意其毒副作用。

（5）脾切除：脾切除指征为经以上正规治疗，仍有危及生命的严重出血或亟须做外科手术者；病程大于 1 年，年龄大于 5 岁，且有反复严重出血，药物治疗无效或依赖大剂量皮质激素维持，骨髓巨核细胞增多者；病程>3 年，血小板计数持续<$30×10^9$/L，有活动性出血，年龄>10 岁，药物治疗无效者。

二、血友病

血友病（Hemophilia）是一组遗传性凝血功能障碍的出血性疾病，包括：①血友病 A，即因子Ⅷ（又称抗血友病球蛋白，AHG）缺乏症；②血友病 B，即因子Ⅸ（又称血浆凝血活酶成分，PTC）缺乏症；③血友病 C，即因子Ⅺ（又称血浆凝血活酶前质，PTA）缺乏症。其发病率为 5/10 万~10/10 万，以血友病 A 较为常见，血友病 B 次之，血友病 C 罕见。其共同特点为终生在轻微损伤后发生长时间出血。

（一）病因和发病机制

血友病 A 和 B 为 X-连锁隐性遗传，由女性传递、男性发病。血友病 C 为常染色体不完全性隐性遗传，男女均可发病或传递疾病。

因子Ⅷ、Ⅸ、Ⅺ缺乏都可使凝血过程的第一阶段中的凝血活酶生成减少，引起血液凝固障碍，导致出血倾向。因子Ⅷ是血浆中的大分子复合物（其抗原为Ⅷ:Ag，功能部分称为Ⅷ:C），它与血管假性血友病因子（von Willebrand Factor，vWF）以非共价形式结合成复合物存在于血浆中。血友病 A 患者血浆中Ⅷ:Ag 并不缺乏，只是Ⅷ促凝活性部分缺乏，10%~15%是由于功能不良。已知控制Ⅷ:C 的遗传基因位点在 X 染色体长臂二区 5~8

带。

因子Ⅸ是一种由肝脏合成的糖蛋白，在其合成过程中需要维生素 K 的参与。因子Ⅺ也是在肝脏内合成，在体外储存时其活性稳定，故给本病患者输适量储存血浆即可补充因子Ⅺ。

（二）临床表现

血友病 A 和 B 大多在 2 岁时发病，亦可在新生儿期即发病。90%血友病 A 患者有家族史，同一家族患者中，因子Ⅷ缺乏程度大致相同。出血是本组疾病的主要表现，终身轻微损伤或小手术后有长时间出血的倾向，但血友病 C 的出血症状一般较轻。主要出血表现如下所述：

1. 皮肤、黏膜出血。由于皮下组织、口腔、齿龈黏膜易于受伤，为出血好发部位，但少见皮肤出血点。幼儿亦常见于头部碰撞后出血和血肿形成。

2. 肌肉出血和血肿。重型血友病 A 常发生肌肉出血和血肿，多发生在创伤或活动过久后，多见于用力的肌群。血肿在外力之后并不是即刻明显，常由血液缓慢渗透而逐渐明显；出血较久处颜色为棕黄色，局部稍硬，在其间可触及硬核。深部肌肉出血时可形成血肿，导致局部肿痛和活动受限；由于压迫可引起局部缺血性损伤和纤维变性，在前臂可引起手挛缩，小腿可引起跟腱缩短，腰肌痉挛可引起下腹部疼痛；血肿压迫还可导致受压神经支配区域感觉障碍和肌肉萎缩；颈部血肿可引起上呼吸道梗阻，导致呼吸困难，甚至窒息死亡。

3. 关节积血。是血友病最具有特征性的临床表现之一，多见于膝关节，其次为踝、髋、肘、肩关节等处。关节出血可以分为 3 期。①急性期：关节腔内及周围组织出血，引起局部红、肿、热、痛和功能障碍。由于肌肉痉挛，关节多处于屈曲位置。②关节炎期：因反复出血，血液不能完全被吸收，刺激关节组织，形成慢性炎症，滑膜增厚。③后期：关节纤维化、强硬、畸形、肌肉萎缩、骨质破坏，导致功能丧失。膝关节反复出血，常引起膝屈曲、外翻、腓骨半脱位，形成特征性的血友病步态。

4. 创伤或手术后出血。不同程度的创伤、小手术，如拔牙、扁桃体摘除、脓肿切开、肌内注射或针灸等，都可以引起相应部位严重的出血，不易止住。

5. 其他部位的出血。如鼻血、咯血、呕血、黑便、血便和血尿等；也可发生颅内出血，是常见的致死原因之一。

血友病 A 的临床表现轻重程度与Ⅷ:C 活性密切相关，因此根据其活性和临床表现将血友病 A 分为重型、中型及轻型（见表6-1）。了解其相互关系，对于判断病病情轻重，指导治疗有重要帮助。

表 6-1　血友病 A 的临床类型及相应表现

严重程度	VⅢ:C（%）	临床表现
重型	0~1	自发性出血，关节肌肉出血，新生儿期发病
中型	2~5	创伤后出血严重，偶自发出血
轻型	6~25	拔牙、手术出血不止，于年长儿及成人仍不能诊断
亚临床型	26~45	重伤、手术后中度出血

血友病 B 的出血症状与血友病 A 相似，绝大多数患者为轻型，因此出血症状较轻。血友病 C 较为少见，杂合子患儿无出血症状，只有纯合子才有出血倾向。出血多发生于外伤或手术后，自发性出血少见。患儿的出血程度与因子XI的活性高低并不相关，有些患儿的因子XI活性虽大于 20%，却可有严重出血。本病患儿常合并 V、Ⅶ等其他因子缺乏。

（三）诊断和鉴别诊断

1. 诊断。需要注意以下特征：①男孩反复发生出血或外伤后出血不止；②亲兄弟或母系家族中男性有类似出血史；③临床表现为皮下血肿、肌肉血肿，关节出血；④确诊依赖于实验室出凝血检查。

2. 鉴别诊断。血友病须与以下疾病进行鉴别：

（1）血管性血友病：也是遗传性出血性疾病，有因子Ⅷ活性减低、凝血时间延长；但是属于常染色体显性遗传，男女均可发病，且有出血时间延长、阿司匹林耐量试验呈阳性、血小板黏附率降低、血小板对瑞斯托霉素无凝集反应、血浆Ⅷ:C 减少或正常、血浆 vWF 减少或缺乏。

（2）凝血酶原复合体（包括Ⅱ、Ⅶ、Ⅸ、Ⅹ因子）减低症：有类似于血友病 A 的出血症状和凝血时间延长，但有凝血酶原时间延长，多数患者维生素 K 治疗有效。

（3）血小板减少性紫癜或血小板功能异常：都以皮肤自发性瘀点、瘀斑为主要表现，但是可有血小板减少或功能不良的表现，且出血时间延长，凝血时间正常。

（四）预后和治疗

本组疾病尚无根治疗法。血液病 A 发病年龄越早预后越差；主要死亡原因是意外损伤，其次为手术后失血；器官内出血或颅内出血也是死亡危险因素。

1. 预防出血。自幼养成安静生活习惯，以减少和避免外伤出血，尽可能避免肌内注射，如因患外科疾病须做手术治疗，应注意在术前、术中和术后补充所缺乏的凝血因子。

2. 局部止血。对表面创伤、鼻或口腔出血可局部压迫止血，或用纤维蛋白泡沫、明胶海绵馥组织凝血活酶或凝血酶敷于伤口处。早期关节出血者，宜卧床休息，并用夹板固定肢体，放于功能位置；亦可用局部冷敷，并用弹力绷带缠扎。关节出血停止、肿痛消失时，可做适当体疗，以防止关节畸形，严重关节畸形可用手术矫形治疗。

3. 替代疗法。目的是将患者所缺乏的因子提高到止血水平，以治疗或预防出血。

（1）因子Ⅷ和因子Ⅸ制剂：传统多用人血浆冻干浓缩制剂；一些用新技术提取并经消毒处理的高纯度因子Ⅷ和因子Ⅸ目前已完全取代了传统的制剂，增加了治疗的安全性；为防止经血传播疾病。

因子Ⅷ的半衰期为8~12小时，须每12小时输注1次，每输入1U/kg可提高血浆因子Ⅷ活性约2%。因子Ⅸ的半衰期为18~24小时，常24小时输注1次，每输入1U/kg可提高血浆因子Ⅸ活性约1%。各种出血情况时因子Ⅷ和因子Ⅸ用量参见表6-2。

表6-2 因子Ⅷ和因子Ⅸ的剂量和使用方法

出血程度	因子Ⅷ	因子Ⅸ
早期轻度出血	10~15U/kg，每12小时一次，共1~3次	15~30U/kg，每日一次，共1~3次
中度出血（明显关节出血、轻伤）	20U/kg，每12小时一次，连用2日后可隔日应用，直至止血	30U/kg，每日一次，直至止血
重度出血（颅内出血、严重出血、严重创伤、大手术等）	首日每次50U/kg，每12小时一次，然后维持因子Ⅷ活性>5（y/0.5~7天；必要时再维持因子Ⅷ活性>30%，5~7天	首日80U/kg，以后维持因子Ⅸ活性>40%，5~7天；必要时再维持因子Ⅸ活性>30%，5~7天

约5%~25%血友病A患者终反复因子Ⅷ替代治疗后，血浆中会出现抗因子Ⅷ抗体，再输注常规剂量因子Ⅷ后效果不好，可以采取增加因子Ⅷ剂量、活化因子Ⅶ（Ⅶa）或活化凝血酶原复合物、大剂量丙种球蛋白静脉输注和使用免疫抑制剂等措施。

（2）冷沉淀物：系从冰冻新鲜血浆中分出，各地中心血站的浓度和用量不一，用前应详细咨询。国产冷沉淀制剂通常由200ml血浆制成，每袋容量为20ml，含因子Ⅷ和因子Ⅻ各80~100U、纤维蛋白原250mg、一定量的vWF及其他沉淀物。用于血友病A和血管性血友病（vWD）等的治疗，要求与受血者ABO血型相同或相容。

（3）凝酶原复合物：含有因子Ⅱ、Ⅶ、Ⅸ、Ⅹ，可用于血友病B的治疗。

（4）输血浆或新鲜全血：血友病A患者需要输注新鲜血浆或新鲜冰冻血浆时，按1ml血浆含因子Ⅷ1U计算；血友病B患者可输注储存5天以内的血浆，一次输入量不宜过多，以每次10ml/kg为宜。无条件时，可输给6小时内采集的全血，每次10ml/kg，可提高患者血中因子Ⅷ活性10%。输血的疗效只能维持2天左右，仅适用于轻症患儿。

因子替代疗法的副作用主要有过敏、发热、溶血反应、弥散性血管内凝血、感染病毒性疾病等；大量反复应用者可出现肺水肿。

4. 药物治疗。

（1）1-脱氧-8-精氨酸加压素（DDAVP）：有提高血浆内因子Ⅷ活性和抗利尿作用，常用于治疗轻型血友病 A 患者，可减轻其出血症状；剂量为 0.2~0.3 kg/kg，溶于 20ml 生理盐水中缓慢静注，此药能激活纤溶系统，故须与 6-氨基己酸或氨甲环酸（止血环肢）联用，如用滴鼻剂（100μg/ml），每次滴 0.25ml，作用相同。

（2）性激素：雄性化激素达那唑（Danazol）和女性避孕药复方炔诺酮均有减少血友病 A 患者的出血作用，但其疗效均逊于替代疗法。

5. 基因治疗。正在进行动物实验和临床前期验证。

（五）预防

根据本组疾病的遗传方式，应对患者的家族成员进行筛查，以确定可能的其他患者和携带者，通过遗传咨询，使他们了解遗传规律。运用现代诊断技术对家族中的孕妇进行基因分析和产前诊断，如确定胎儿为血友病，可及时终止妊娠。在医师指导下，对血友病患儿进行有计划的家庭治疗非常重要，尤其适合我国国情。除病情不稳定和 3 岁以下婴幼儿外，其他患者均可家庭治疗。患者及其家属应接受本病相关知识的培训，当发生出血时，应及时采取有效的治疗；对于重症患儿，亦可采取预防性治疗以预防血肿形成和关节畸形。

感染性贫血又称婴儿假性白血病性贫血、雅克什综合征等。其特点是婴儿期发病，表现有严重贫血、肝及脾大、外周血白细胞增高并出现幼稚粒细胞及有核红细胞。

第四节　再生障碍性贫血

再生障碍性贫血，简称再障（AA），表现为骨髓造血功能障碍，周围血呈现全血细胞减少，网织红细胞绝对值减少。临床特征为贫血、出血和感染，无肝脾大或淋巴结肿大。

一、病因

小儿再障的确切病因不明了。下列因素与本病有关：

（1）造血干细胞的内源性缺陷。

（2）某些病毒感染，如肝炎病毒、EB 病毒、巨细胞包涵体病毒、微小病毒 B19、人

2. 缓解。贫血和出血症状消失。男性血红蛋白> 120g/L，女性血红蛋白>100g/L；白细胞 3.5×10g/L 左右，血小板也有一定程度增长，随访 3 个月以上病情稳定或继续进步者。

（3）明显进步。贫血和出血症状明显好转。不输血，血红蛋白较治疗前 1 个月内常见值增长 30g/L 以上，并能维持 3 个月以上者。

4. 无效。经充分治疗后症状、血常规未达到明显进步者。

二、鉴别诊断

（1）骨髓增生异常综合征：以贫血症状为主，可兼有发热，出血和感染，部分患者可有肝、脾、淋巴结肿大。外周血任一系或两系或全血细胞减少。骨髓至少两系呈病态造血。

（2）阵发性睡眠性血红蛋白尿：患者可有贫血、白细胞和血小板减少，但本病特征是突发酱油样尿，网织红细胞增高。酸溶血试验呈阳性。

（3）骨髓纤维化：多见于中老年人，以贫血、出血和脾大为临床表现。骨髓穿刺常拍不出骨髓液。骨髓活组织检查显示有纤维增生。

（4）急性白血病：以发热、贫血、出血，肝脾大、淋巴结肿大为临床表现。骨髓显示有白血病细胞。

三、治疗

（一）病因治疗

如有明确的病因则去除，如停止接触（或服用）有害药物、化学品或放射线等。

（二）防治感染

用 0.05% 洗必泰漱口。白细胞<1×10⁹/L 时，更应注意预防感染；体温超过 38.3℃，应积极控制感染，选用两种以上有效抗生素联合治疗。

（三）血液成分输注替代治疗

1. 红细胞输注。血红蛋白<30g/L，或有贫血性心力衰竭，或缺氧明显者应用。应尽可能减少红细胞输注量和次数，因为长期输注红细胞可引起负荷增加和血源性感染性疾病等。

2. 血小板输注。血小板<20×10⁹/L，出血明显者应用。以单采血小板为佳。应尽可能减少血小板输注次数，因多次输注血小板可发生免疫反应，从而降低了治疗的效果。对准

备行骨髓移植者，要避免或减少血液成分输注，以免影响骨髓移植效果。

（四） 刺激造血干细胞和改善造血微环境的药物

1. 丙酸睾酮每日或隔日 $1\sim2mg/kg$，肌内注射。

2. 司坦唑醇每日 $0.25\sim0.5mg/kg$，分 $2\sim3$ 次口服。

3. 其他药物，如叶秋碱、硝酸士的宁、莨菪类药物。

（五） 抗免疫治疗

1. 抗胸腺细胞球蛋白每日 $10mg/kg$，持续静脉滴注 $12\sim18$ 小时，连用 5 日；或抗淋巴细胞球蛋白每日 $40mg/kg$，静脉滴注，连用 4 日。资料显示治疗有效率约 60%。

2. 环孢素 A 每日 $10\sim20mg/kg$，口服。

3. 大剂量甲泼尼龙：有疗效是肯定的，缓解率达 64%。常用方法：每日 $30mg/kg$，连续静脉滴注 3 日后减量，一般每周减量 $1/2$，直至每日 $1mg/kg$ 后停药。

4. 免疫球蛋白每次 $1g/kg$，每 4 周 1 次，6 个月后缓解。大剂量免疫球蛋白的疗效被肯定。

（六） 其他

1. 免疫调节药。如胸腺肽、左旋咪唑、皮质激素、多抗甲素等。

2. 阿昔洛韦。因某些再障与病毒感染有关，故有人试用抗病毒治疗取得成功。剂量为每次 $5mg/kg$，静脉滴注，每日 3 次，连用 10 日。

3. 胎肝输注。妊娠 3 个月的胎儿肝脏含有丰富的造血干细胞和造血生长因子，其细胞的免疫原性较弱，含有的多种有效成分，对再障有一定疗效，为一种辅助支持疗法。

4. 骨髓移植。急性再障的治疗应首选骨髓移植。

5. 造血生长因子。造血生长因子可刺激再障患儿体内残存的造血干细胞生长，如粒系和粒单系集落刺激因子（G-CSF，GM-CSF）、促血小板生长因子（TPO）及红细胞生成素（EPO）和白细胞介素Ⅲ（IL-3）等。上述因子均不能根治再障，且费用昂贵，只宜短期使用。

第五节　骨髓增生异常综合征

骨髓增生异常综合征（MDS）是一种获得性干细胞疾病。MDS 包括这样一组疾病：

①难治性贫血（RA）；②难治性贫血伴环形铁粒幼细胞增多（RAS）；③难治性贫血伴原始细胞增多（RAEB）；④难治性贫血伴原始细胞增多在转变中（RAEB-t）；⑤慢性粒-单核细胞白血病（CMML）。本病多见于老年人，但近年发现儿童患者也并非少见。且儿童MDS的某些特点与成人有所不同。

一、诊断

（一）临床表现

以贫血症状为主，可兼有发热、出血和感染，部分病人可有肝、脾大，淋巴结肿大。

（二）辅助检查

1. 血象。外周血任一系或任二系或全血细胞减少，偶可白细胞增多，可见有核红细胞或巨大红细胞或其他病态造血现象。

2. 骨髓。骨髓涂片或病理检查有三系或二系或任一系血细胞呈病态造血。

3. 祖细胞体外培养。包括多向祖细胞（CFU-mix）、粒-单祖细胞（CFU-CM）、红系祖细胞（CFU-E 和 BFU-E）、巨核祖细胞（CFU-MK）等。

4. 免疫学检查。MDS 患者可有细胞免疫异常和体液免疫异常。

5. 染色体检查。MDS 骨髓细胞染色体异常的检出率为 40%~70%。常见的染色体异常为 +8、$20q^-$、$-5/5q^-$、$-7/7q^-$ 等。

（三）分型标准（见表6-3）

表 6-3 MDS 的分型

亚型	外周血	骨髓
	原粒细胞+早幼粒细胞	原粒细胞+早幼粒细胞
1. RA	<1%	<5%
2. RAS	<1%	<5%，但环形铁牧幼细胞>骨髓有核细胞的 15%
3. RAEB	<5%	5%~20%
4. RAEB-t	>5%	>20%，<30%或细胞中有 Auer 小体

5. CMML	白细胞可增多，有单核细胞增多（占 20%～40%，或绝对值>$1×10^9/L$）	粒系增多，单核细胞增多可占 20%左右，红细胞系减少，Ph1 染色体呈阴性

二、鉴别诊断

根据临床表现，外周血象和骨髓象病态造血的表现，并除外其他有病态造血表现的疾病，即可考虑为 MDS。本病与其他某些疾病有一些共同的特点，临床上容易误诊，须予以鉴别。

（1）再生障碍性贫血（AA）：全血细胞减少时须除外急慢性再障。不典型再障往往表现局灶性骨髓增生，但一般无病态造血，并且多部位穿刺往往提示骨髓增生低下可做鉴别。低增生 MDS 往往会与再障混淆，但 MDS 患者骨髓原始细胞增多，往往有两系以上的病态造血，骨髓活检有小巨核细胞和 ALIP，此与再障不同。

（2）营养性巨幼细胞性贫血：幼红细胞有巨幼变时须除外营养性巨幼细胞贫血，此类患者临床上也可表现贫血、白细胞和血小板减少，骨髓细胞增生活跃，有巨幼变。但测定此类患者血清维生素 B_{12} 和叶酸浓度往往是降低的，应用维生素 B_{12} 和叶酸治疗有效。此外 MDS 患者骨髓病理有粒系不成熟前期细胞异常定位（ALIP）现象也可区别。

（3）幼年型慢性粒细胞性白血病（JCMI）：常表现为肝、脾大，外周血白细胞增高，血小板减低，骨髓增生活跃，预后差等，均与 MDS 中的 CMML 有共同的特点，但 CMML 有甲核细胞增多，Ph1 染色体和 BCR/ABL 融合基因阴性可与 CML 区别。

三、治疗

（一）刺激造血

可用司坦唑醇、集落刺激因子（GM-CSF，G-CSF）、白细胞介素-3（IL-3）等。

（二）诱导分化

可选用顺式或全反式维 A 酸、仅干扰素、三尖杉酯碱或高三尖杉酯碱、骨化三醇等。

（三）化疗

1. 单药化疗。可用小剂量阿糖胞苷（Ara-C）、蒽环类药（阿柔比星、伊达比星）、依托泊苷（VP16）等。

2. 联合化疗。采用 DA（柔红霉素+阿糖胞苷）、DAT（DA+6-TC）及 HA（高三尖杉酯碱+阿糖胞苷）、HOAP（高三尖杉酯碱、长春新碱、阿糖胞苷、泼尼松）、DOAP 及 DHA 或 MA（米托蒽醌+阿糖胞苷）等。

（四）造血干细胞移植

异基 IAI 造血干细胞移植为治愈 MDS 的最有效途径，有条件者可选用。

四、治疗要点

（1）MDS 病例中约 1/3 死于并发症，如感染和出血，20%～25% 进展为急性白血病。

（2）由于 MDS 患者多有全血细胞减少，临床上易出现感染和出血，支持治疗尤显重要。对重度贫血或血小板明显下降者可予输浓缩红细胞和血小板。感染是 MDS 的常见并发症，主张采用广谱抗生素，对严重感染也可采用抗生素与大剂量静脉丙种球蛋白的联合应用。

（3）MDS 的治疗遵循按阶段施治的原则：如 RA 和 RAS 的主要问题是贫血，多采用以调节和刺激造血的药物为主。RAEB、RAEB-t 和 CMML 可选用诱导分化、化疗或造血干细胞移植。

（4）联合化疗主要适用于 RAEB、RAEB-t 及 CMML 亚型；多药联合化疗仅适用于白血病转化期或由体外培养、细胞遗传学检查、临床表现和实验室检查发现确定为有白血病转化倾向者，但早期采用强烈方案并不能预防和推迟白血病的转化。

（5）造血生长因子应用于 MDS 可刺激残存的正常造血前体细胞增殖分化和成熟，诱导异常克隆细胞的分化成熟，提高恶性细胞对化疗药物的敏感性。但在 RAEB 及 RAEB-t 亚型，由于 G-CSF 及 GM-CSF 可使原始细胞增加，须慎用。

第六节　儿童肿瘤

一、急性白血病

白血病是小儿时期最常见的恶性肿瘤，其特征是造血组织中某一系统的血细胞失去正常控制发生癌变和过度增生，干扰和抑制正常造血及免疫，并浸润全身各组织和脏器，破坏其正常结构和功能。可分为急性淋巴细胞白血病（ALL）、急性非淋巴细胞白血病（ANLL）、慢性淋巴细胞白血病（CLL）、慢性粒圣细胞白血病（CML）等。儿童白血病 90%

以上为急性，并且以 ALL 最为多见。

（一）诊断

1. 病史。小儿急性白血病半数以上病例急性发病，进展较快。

2. 临床表现。

（1）贫血：贫血出现早且进行性加重，表现为皮肤黏膜苍白、易倦、活动后气促等，年长儿可诉头昏、头痛、心悸、耳鸣等。

（2）出血：大部分病儿有不同程度的出血，轻者仅见下肢少量瘀点、瘀斑和少量鼻出血，重者可见全身广泛出血，呼吸、消化道和颅内出血常可致命。

（3）发热：为常见症状，热型不一，多为高热，主要由感染引起，易扩散为败血症。

（4）白血病细胞浸润所引起的症状和体征：①淋巴结肿大及肝、脾大。不同类型的白血病肝、脾受浸润的程度不同，通常 ALL 较 ANLL 显著，在 ALL 中又以 T-ALL 及成熟 B-ALL 更明显。肝、脾大及淋巴结肿大的程度表明机体的肿瘤负荷量。②中枢神经系统白血病（CNSI）：可发生于发病的初期或复发时，临床出现颅内压增高、脑神经受损和脑脊液改变，重者可有意识改变或抽搐、瘫痪等。③睾丸白血病（TL）。睾丸受损主要表现为无痛性、硬性结节状肿大。④骨骼与关节。白血病细胞浸润破坏骨皮质和骨膜时可引起疼痛，临床上常见胸骨压痛，对诊断有意义，若白血病细胞浸润关节，可引起关节疼痛，但局部无红肿及发热。⑤其他。心、肾、肺、胸膜、皮肤黏膜等都可侵犯，如急性单核细胞白血病常有齿龈增生、出血和溃疡，急性粒细胞白血病易见到眼眶周围的绿色瘤。

3. 辅助检查。

（1）血象：AII 患儿血像通常表现为血小板计数降低、血红蛋白降低，白细胞计数约半数以上增高，其余可正常或降低。外周血中见到白血病细胞，是诊断白血病的有力证据。

（2）骨髓象：白血病的确诊主要靠骨髓检查。

（3）细胞组织化学染色：常用的有过氧化物酶染色（POX）、苏丹黑染色、特异性酯酶（CE）和非特异性酯酶（NSE）染色、糖原染色等。

（4）急性白血病形态学分型：ALL 按形态分为 L_1、L_2、L_3，ANLL 则分为粒细胞白血病未分化型（M_1）、粒细胞白血病部分分化型（M_2）、颗粒增多的早幼粒细胞白血病（M_3）、粒单核细胞白血病（M_4）、单核细胞白血病（M_5）、红白血病（M_6）及巨核细胞白血病（M_7）等 7 型。

（5）免疫学分型。①ALL 的免疫学分型：目前广为接受的是两大类九分法（见下表 6-4、6-5）；②ANLL 的免疫学分型：迄今为止未制备出粒-单系的特异性单抗和分化各个阶段的特异性单抗，因此临床上不能用以划分亚型。代表粒-单系抗原目前主要有 CD33、CD13、CD14、CD15、CD11 等，抗血型糖蛋白的单抗可识别 M_6，单抗 CD41、CD42 和 CD61 可识别 M_7。

表 6-4　非 T-ALL 的亚型

亚型	HLA-DR	CD19	CD10	CD20	Cyμ	SmIg
I	+	-	-	-	-	-
II	+	+	-	-	-	-
III	+	+	+	-	-	-
IV	+	+	+	+	-	-
V	+	+	+	+	+	-
VI	+	+	-	+	+	+

表 6-5　T-ALL 的亚型

亚型	CD7	CD5	CD2	CD3	CD4	CD8	CD1a
I	+	+	+	-	-	-	-
II	+	+	+	+	+	+	+
III	+	+	+	+	+/-	+/-	-

（6）细胞遗传学分型：AL 可检出克隆性细胞遗传学异常，但不同类型的白血病中其异常的范围很大，并且与预后密切相关，可表现为染色体数目和结构的异常。

（7）分子生物学检测：可检测白血病细胞存在的基因异常，用于指导临床治疗和判断预后。

（二）鉴别诊断

1. 类白血病反应。本病多发生在感染的基础上，白细胞总数高，且有幼稚细胞。但通常不伴有贫血及血小板减少，也无白血病浸润的表现，骨髓中原始、幼稚细胞罕见超过 0.2，血片中碱性磷酸酶染色呈强阳性，积分明显增加，可以鉴别。

2. 再生障碍性贫血。本病临床表现有贫血、出血、发热、全血象降低，但是本病无白血病浸润的表现，肝、脾及淋巴结不肿大，骨髓增生低下而无原始、幼稚细胞比例增高现象。

3. 传染性单核细胞增多症。临床有发热、皮疹、咽峡炎、肝、脾大及淋巴结肿大，血白细胞增高以淋巴细胞升高为主，日变异淋巴细胞常达 10% 以上，临床表现及血象易与急性白血病相混淆，但本症恢复快，骨髓象无原幼淋巴细胞出现，检测 EBV 特异性抗体可以确诊。

4. 恶性组织细胞病。临床上可出现发热、贫血、出血，肝、脾大及淋巴结肿大以及全身广泛浸润性病变，很难与白血病鉴别，外周血象也与白血病相似，若是发现恶性组织细胞则高度提示本病。骨髓增生活跃或减低，网状细胞增多，可见到多少不等的组织细胞，如果见到大量吞噬型组织细胞且出现一般异常组织细胞，则支持诊断本病。

5. 骨髓增生异常综合征（MDS）。MDS 以贫血为主要表现，可伴有不同程度的出血，肝、脾大及淋巴结肿大，少数还有骨痛。本症骨髓象呈现三系或二系或任一系的病态造血。

6. 风湿性关节炎。有发热、关节疼痛症状者易与风湿性关节炎混淆，血液和骨髓检查可以确诊。

（三）治疗

1. 治疗原则。以化疗为主的综合疗法，其原则是要早期诊断、早期治疗，按照白血病的类型选用不同的化疗药物联合化疗，药物剂量要足，治疗过程要间歇，要长期治疗，交替使用多种药物。同时要早期防治中枢神经系统白血病和睾丸白血病等。

2. ALL 的化疗。

（1）诱导治疗。VDLP4 周（长春新碱、柔红霉素、门冬酰胺酶、泼尼松）。

（2）巩固治疗。采用 CAT 方案（环磷酰胺、阿糖胞苷、巯嘌呤）。

（3）髓外白血病预防性治疗。①三联鞘内注射（IT）：用甲氨蝶呤（MTX），阿糖胞苷（Ara-c）和 Dex，每 1~2 周 1 次，有中枢神经系统白血病者每周 1~3 次鞘内注射。②HD-MTX+CF（大剂量甲氨蝶呤—四氢叶酸钙）疗法：10 天 1 个疗程，共 3 个疗程。每疗程 MTX $3g/m^2$，1/6 量（不超过 500mg/次）作为突击量在 30 分钟内快速静脉滴入，余量于 12~24 小时内均匀滴入。突击量 MTX 滴入后 0.5~2 小时内，行三联 IT 1 次。开始滴注 MTX 36 小时后用 CF 解救。HD-MTX 治疗期间同步用 VP 方案。③颅脑放疗：原则上 3 岁以上患儿，凡诊断时 WBC 计数 ≥ $100 \times 10^9/L$，有 t（9；22）或 t（4；11）核型异常，诊断时有 CNSL，因种种原因不宜做 HD-MTX 治疗者，于完全缓解（CR）后 6 个月时进行。

（4）早期强化治疗。重复其诱导方案或用 VDLP2 周后继用 VM-26+Ara-C2 周。

（5）维持及加强治疗。①维持用药：用巯嘌呤（6-MP）和 MTX，连用 4 周休 1 周，再用 4 周休 1 周，反复维持；②强化：每 3 个月用 COAP 方案强化 1 个疗程，或用 VDLP 2~3 周或 VM-26+Ara-C2 周强化 1 次，无中枢神经系统白血病时每半年 1 次 HD-MTX，有中枢白血病者 9 个月 2 次 HDMTX，每次做 2 个疗程。

（6）总疗程。自维持治疗算起女孩 3 年，男孩 3.5 年。

3. ANLL 的化疗。

（1）诱导治疗：①DA 方案用 DNR 和 Ara-c；②DAE 方案川 DNR，Ara-c 和 VP-16 或 VM26；③HA 方案用高三尖杉酯碱和 Ara-c；④IDA+Am-c 方案；⑤M 的诱导缓解可用全反式维甲酸 30-60mg/（m^2·d），口服，直至缓解。

（2）缓解后治疗。①巩固治疗：共 6 个疗程，即用大剂量 Ara-c 与 DA，HA，VP-16+Ara-c（EA）方案交替治疗半年。完成巩同治疗后可停药观察，亦可进入下述维持治疗。②维持治疗：选用 COAP、HA、EA 等方案，定期序列治疗，第 1 年每 2 个月 1 个疗程，第 2 年每 3 月 1 个疗程。

4. 造血干细胞移植。造血干细胞移植不仅可提高患儿的长期生存率，而且还可能根治白血病。随着化疗效果的不断提高，目前造血干细胞移植多用于 ANLL 和部分高危 ALL 患儿，一般在第 1 次化疗完全缓解后进行，其无病生存率 50%~70%。

5. 治疗要点。

（1）白血病的化疗要坚持联合化疗和足量用药、间歇给药的原则：所谓联合化疗是指将作用于细胞周期不同时相或者不同作用的数种药物同时应用，从多个靶点攻击白血病细胞，使杀瘤效果叠加或阱同而毒性或副作用并不增加。对大多数抗白血病的化疗药物而言，在毒性限度内疗效与剂量正相关，因此，在毒性限度内的足量用药不仅疗效高，而且产生耐药的机会也少。间歇给药的目的有二：一是大部分抗白血病药物缺乏特异性，人体内增殖旺盛的细胞也因化疗而损伤，需要一定的间歇时间恢复；二是化疗中处于增殖期的细胞遭到杀灭，但处于静止期的细胞影响较小，需要一定的时间使其进入增殖周期再杀灭。

（2）坚持长期给药：急性白血病发病时体内约有 10^{11}~10^{12} 个白血病细胞，有效化疗杀灭 2 个对数级以上后，可使其下降到 10^9~10^{10} 个细胞，此时临床上达到完全缓解。一旦停药后，剩余的白血病细胞将以平均约 5 天增加 1 倍的速度增加，最终导致复发，故取得完全缓解后仍需要巩固、维持和强化治疗。

（3）注意化疗药物的毒副作用：白血病治疗过程的化疗药物均具有较大的毒性，在化疗之前要全面了解患儿的一般状况，包括肝肾功能、心脏功能、心肌酶、心电图等，了解每一种化疗药物的毒副作用及适应证。用 DNR 前后做心电图检查，注意维护心功能正常。为预防不可逆性的心肌毒副作用，须密切注意 DNR 累积量不超过 360mg/m^2；<2 岁不能超过 300mg/m^2。CTX 累积剂量最好≤3.0g/m^2，以预防继发性肿瘤和影响生育功能。

（4）儿童 ALL 治疗：要在准确分型的基础上，提高临床危险度和预后因素的评估水平，在系统化疗的基础上，要强调早期强烈化疗、重视庇护所治疗、进行再诱导治疗等。

（5）加强支持疗法：

1）防治感染：在化疗阶段，保护性环境隔离对防止外源性感染具有较好的效果。并发细菌性感染时，应根据不同致病菌和药物敏感结果选用有效的抗生素治疗。严重粒细胞缺乏者（<0.5×10g/L）应预防性使用抗生素，可减少感染性并发症的发生。对感染严重，抗生素治疗无效者可输注中性粒细胞。长期化疗常并发真菌感染，可选用抗真菌药物，如制霉菌素、二性面素B或氟康唑等治疗。并发疱疹病毒感染者可用阿昔洛韦治疗，怀疑卡氏囊虫肺炎者，应及早用复方磺胺甲噁唑治疗。

2）输血和成分输血：严重的贫血可输注红细胞悬液或浓缩红细胞，当血小板低于 20×10^9/L 时，可导致严重的出血甚至颅内出血，可输注浓缩血小板悬液。

3）造血生长因子的应用：粒巨噬细胞集落刺激因子、粒细胞集落刺激因子应用于强化疗或骨髓移植后，可明显缩短粒细胞的恢复期限，减少感染发生率及发热天数，为安全度过粒细胞缺乏期提供保证。

4）高尿酸血症的防治：在化疗早期，由于大量白血病细胞破坏分解而引起高尿酸血症，导致尿酸缔石梗阻、少尿或急性肾功能衰竭，故注意水化、碱化并可口服别嘌呤醇。

（6）个体化治疗：病人的机体状态不一样，对化疗的耐受程度及敏感性也不一样，临床医师要较准确地了解病人情况，选择适当的化疗方案和化疗强度，既达到最大限度清除白血病细胞的效果，又能使机体承受得住。

（7）连续治疗：每一个疗程化疗完成后，一旦血象恢复（WBC≥3×10^9/L，ANC>15×10^9/L），肝肾功能无异常，须及时做下一阶段化疗，疗程未完成或出现WBC低下，尤其是诱导过程中出现骨髓抑制时，不能轻易终止化疗，应该在进行积极支持治疗的同时，继续完成化疗。

（8）预防复发：在缓解后的治疗过程中，如遇不能用与化疗相关、感染相关解释的不明原因的白细胞和（或）血小板低下时，并迟迟不能恢复者，要警惕早期复发，应及时进行骨髓检查，追查原因，不能盲目等待延长间歇时间。

二、恶性淋巴瘤

（一）霍奇金病

本病多起自淋巴结，并沿相邻的淋巴链扩散，病程进展较缓慢，但有时病灶可自横膈以上跳跃到横膈以下，而首先累及脾脏及脾门淋巴结。发病年龄多为2岁以上儿童，多显无痛性单侧颈淋巴结肿大，亦可累及纵隔淋巴结及胸腺。

1. 诊断。

（1）临床表现：

1) 全身症状。1/4~1/3 的患者，最初的症状是不明原因的发热和（或）盗汗，随之出现乏力和体重下降。发热可为持续性或间断性，有时有明显的周期性。

2) 淋巴结肿大。①浅表淋巴结肿大：约 90% 以浅表淋巴结肿大为首发症状而就诊。早期肿大淋巴结多为无痛性、表面光滑，活动，孤立或散在于颈部、腋下、腹股沟等处。晚期则相互融合与皮肤粘连、不活动或形成溃疡。②深部淋巴结肿大：纵隔是好发部位，早期常无症状，随着纵隔淋巴结肿大并融合成块，可出现相应的压迫症状。肠系膜淋巴结肿大可融合成块压迫肠腔。腹膜后淋巴结肿大可压迫输尿管引起肾积水，腹膜后淋巴结病变沿脊神经根可浸润椎管腔。

3) 肝脾大：脾脏多为最早的血行转移侵犯的部位。

4) 淋巴结外器官侵犯：可侵犯全身各组织器官。

（2）辅助检查

1) 血象：贫血多在晚期出现。白细胞、血小板一般正常。骨髓受累者，外周血浓缩涂片可见 R-S 细胞。

2) 骨髓涂片和活检：大多数患者的骨髓象在正常范围，少数出现粒系明显增生，粒红之比增高。少数病例在骨髓涂片中发现瑞-司（R-S）细胞，骨髓活检的阳性率较涂片高。

3) 血清学检查：能提供诊断和分期依据，且对病人治疗和预后有重要的参考价值。此外患者细胞免疫功能缺陷。

4) 影像学检查：可根据病情选用。

5) 组织学检查：淋巴结或其他累及组织的病理学检查是确诊及病理类型的主要依据及唯一手段。

（3）临床分期

1) I期：单个淋巴结区受累（I期）或单个节外器官局限性部位受累（IE 期）。

2) II期：横膈同侧的两组或多组淋巴结受累（II期），或横膈同侧的一组或多组淋巴结受累，伴有邻近器官的局限部位受累（IIE）。

3) III期：膈上、下淋巴结同时受累（III期），或同时伴有局限性结外器官部位受累（IIIE），或伴有脾受累（IIIS），或伴局限性结外器官及脾均受累（IIISE）。

4) IV期：一个或多个结外器官广泛性或播散性侵犯，伴或不伴淋巴结肿大。肝脏及或骨髓受累，不论是局限性或广泛性均属IV期。

各期还按有或无以下特定全身症状而分 A 或 B 两组，无症状者为 A，有症状者为 B。特定全身症状如下：①体重减轻，就诊前 6 个月内无其他原因的体重减轻 10% 以上者；②发热，经常发热 38℃ 以上；③盗汗，夜间或入睡时出汗。

2. 鉴别诊断。临床上对无痛性淋巴结肿大的患者要考虑到本病的可能，及时行相应的辅助检查以确诊或排除。由于霍奇金病的组织学特点十分复杂，它是由肿瘤性的 R-S 细胞及多种反应性细胞组成，故临床和病理均易误诊。为此，对霍奇金病的诊断应予综合分析，并需要与以下疾病鉴别。

（1）急性感染所致的淋巴结肿大：大多数由于局部器官感染引起相应引流区的淋巴结肿大，肿大的淋巴结质软有压痛，有时局部皮肤可由红、肿、热及明显压痛的炎症表现，往往伴有发热和白细胞增高，经抗炎治疗后淋巴结可缩小或不能触及。

（2）全身感染性疾病所致的淋巴结肿大：一般淋巴结肿大范围较广，疼痛多不明显，多伴有发热、肝、脾大及其他全身性伴随症状。

（3）非霍奇金淋巴瘤：非霍奇金淋巴瘤某些类型中的瘤细胞类似于霍奇金病的 R-S 细胞，容易混淆。鉴别的关键在于在霍奇金病中不仅应有肿瘤性的 R-S 细胞，还应有多种反应性细胞组成的肉芽肿性改变。

（4）急性白血病：除有淋巴结肿大外，还伴有发热、贫血、出血等临床表现，外周血涂片可见到幼稚细胞，骨髓检查可以确诊。

3. 治疗。

（1）治疗原则：霍奇金病对化疗和放疗比较敏感，根据分期和病理而决定治疗原则。

（2）治疗方案如下所述：

1） Ⅰ-Ⅱ期：①MOPP 方案用氮芥、长春新碱（VCR）、丙卡巴肼、泼尼松。一个疗程 14 天，随后休息 14 天，再用第 2 个疗程。如此交替使用，继续化疗 4~6 个疗程，即可停药。②COPP 方案用环磷酰胺（CTX）墩代氮芥。③第 3 个疗程后做局部受累区扩大放疗。

2） Ⅲ~Ⅳ期：①用 MOPP、COPP 方案 6~12 疗程；②ABVD 方案用多柔比星（ADR）、博来霉素（BLM）、VCR 及达卡巴嗪；③造血干细胞移植对难治或复发性病例，可考虑选择。

4. 预后。

（1）影响预后的因素有多种，包括：①临床分期，Ⅰ-Ⅱ期 5 年生存率可达 80%~90%，10 年生存率 60%~70%，Ⅲ及Ⅳ期 5 年生存率分别为 73% 及 63%；②按病理分型，预后好坏的顺序依次是淋巴细胞为主型、结节硬化型，混合细胞型和淋巴细胞消减型；③年龄，年龄越大者预后越差；④原发灶的位置，原发于纵隔者比颈部差；⑤就诊时有无全身疾病，⑥脾脏受累情况，脾脏受累越重，预后越差。

（2）每一化疗疗程结束后要有间歇，一般待白细胞总数恢复到 3×10^{11} 时，再做第 2 个疗程。

（3）为减少抗药性发生，提高疗效，在对 m～Ⅳ期化疗中，可将 COPP 方案或 MOPP 方案与 ABVD 方案交替应用，总疗程 2 年。

（4）依托泊苷（Vp-16）、替尼泊苷（Vm-26）也有较好疗效，可配伍使用。

（5）8 岁以下的小儿，尽可能少用放疗，以手术和化疗代替。经过放疗又复发的病人，若骨髓可以耐受，则应用化疗，若仅淋巴结局部复发，或淋巴结外浸润又出现，但病人不能耐受化疗，则行局部放疗。

（6）放疗与化疗联合应用，副作用较大，机体抵抗力低下，容易合并感染。有继发其他恶性肿瘤的可能性，尤其是复发后再接受治疗的病人。

（二）非霍奇金淋巴瘤

非霍奇金淋巴瘤（NHI）是一组具有不同的组织学变化、起源部位及临床所见的恶性淋巴瘤。此组淋巴瘤在临床表现、病理、扩散方式及对治疗的反应方面都不同于霍奇金病。儿童时期非霍奇金淋巴瘤较霍奇金病多见，本病的发病有明显的性别差异，男女之比为 3：1，其恶性程度较霍奇金病高，转移快，治疗效果较差。

1. 诊断。

（1）临床表现：

1）全身症状：如发热、无力、厌食和体重减轻。

2）淋巴结肿大：常见无痛性周围淋巴结肿大，肿大淋巴结可引起压迫症状。

3）结外淋巴组织：NHL 约有 10%～49%原发于结外，金身各部位均可累及，其中以胃肠道最多，其次为头面部及皮肤，骨髓及中枢神经系统，等等。

（2）轴助检查：

1）血象：初诊病例大多血象正常。当疾病进展，骨髓受累，脾功能亢进，放化疗之后均可出现三系减少。骨髓受侵犯的 NHL 者中，约半数病人周围血涂片可发现淋巴瘤细胞。

2）骨髓检查：NHL 诊断时骨髓受侵率可高达 30%，晚期病人更易合并骨髓受侵。受侵细胞之特点为核扭曲和核分裂明显。

3）生化检查：碱性磷酸酶、乳酸脱氢酶、β_2-微球蛋白、血沉等常升高，血清免疫球蛋白减少，如合并自身免疫性溶血性贫血者 Ccjornbs 试验呈阳性。

4）影像学检查：包括胸片、胸腹部超声、CT 及 MRI 等。

5）病理组织学检查：NHL 唯一可靠且有效的诊断方法是病理组织检查。除取淋巴结或其他累及组织做病理组织学检查外，结合免疫组化及分子生物学技术可以提高确诊率。

（3）临床分期：同霍奇金病，但分期的意义不大，因病情进展迅速，早期即可全身扩散。凡有中枢神经系统及骨髓侵犯的应划为Ⅳ期。

2. 鉴别诊断。以浅部淋巴结肿大发病者，活检可以确诊，关键是对一些无痛性淋巴结肿大者要提高警惕，而原发于深部淋巴结者则易漏诊，故对长期发热而原因不明者，如怀疑为该病应进行手术探查。本病尚须与以下疾病相鉴别：

（1）急性淋巴细胞白血病：NHL 患儿的淋巴瘤细胞系来自循环于血液及淋巴系统中正常的淋巴细胞恶变后的细胞，故在起病初期，即为全身性疾病。尤其淋巴母细胞型，其组织学及细胞学上与 ALL 很难鉴别，往往只能以临床特征和骨髓受累程度作为基础，当骨髓原始淋巴细胞比率 > 0.25 时，诊断为 ALL。

（2）慢性淋巴结炎：一般多有感染灶，在急性期沿淋巴管至相应的淋巴结肿大或伴红、肿、热、痛等急性期表现，抗炎治疗后淋巴结可缩小。慢性期淋巴结常较小，质地较软，多活动，淋巴结活检有助于诊断。

（3）淋巴结结核：颈淋巴结肿大多见，质较硬，表面不光滑，质地不均匀，可因干酪样坏死而成囊性，或与皮肤粘连致活动度差，常伴全身中毒症状，如低热、盗汗、消瘦、乏力等，此与 NHL 常难区别，但淋巴结活检可予确诊。

（4）其他：结外淋巴瘤，如肺门淋巴瘤须与肺炎、结核、转移癌相鉴别；胃肠道淋巴痛须与肠结核、克罗恩病等相鉴别。

3. 治疗。

（1）治疗原则：以化疗为主，治疗的目的是迅速达到缓解，并维持缓解，以达到治愈的目标。

（2）化疗方案：

1）Ⅰ~Ⅱ期淋巴母细胞性 NHL：诱导期治疗应用 CHOP 方案；巩固治疗荐用 CI-IOP 方案 1 个疗程；维持治疗用 6-MP 和 MTX。

2）Ⅲ~Ⅳ期淋巴母细胞性 NHL：基本按急性淋巴细胞性白血病高危型方案，应用 VALP 诱导缓解，EA 方案巩固治疗。所有病例在接受上述方案治疗期间，要进行鞘内注射，庇护所的预防采用大剂量甲氨蝶呤。

3）B 细胞性 NHL：以 COMP 方案为主（Pred、CTX、VCR、MTX）。

（3）放射治疗：因 NHL 多有早期转移，所以提倡在化疗诱导治疗后再以放疗做辅助治疗。

（4）手术治疗：仅用于临床活检、残留病灶切除及完全切除局限性病变。

（5）复发性 NHL 的治疗：通常强化疗再复发的患者，若应用常规化疗，则生存机会极少，此时须用新的化疗方案即强化疗+造血干细胞移植。针对复发者的方案如 BACT 方案，包括卡莫司丁、环磷酰胺、硫鸟嘌呤及阿糖胞苷。其他尚有 BEAM，即方案中尚包括

VP-16 及白消胺。BACT 方案，包括卡莫司丁、环磷酰胺、硫鸟嘌呤及阿糖胞苷。其他尚有 BEAM，即方案中尚包括 VP-16 及向消胺。

4. 预后。

（1）NHL 在起病初期即为全身性疾病，故应根据病理类型及分期采用强烈诱导、巩固及早期强化方案做全身治疗，适当结合手术治疗及放疗，并加强对中枢神经系统及睾丸等庇护所的防治，坚持长期序贯维持及定期强化及支持治疗。

（2）若起病时已有中枢神经系统受累，则在全身化疗同时行鞘内注射。

（3）若患儿有睾丸受累，应在维持治疗开始时做两侧睾丸放疗。若在治疗期发生睾丸复发，则应先用 6 周的诱导期全身化疗方案，随后再做睾丸放疗。

（4）对肿瘤负荷较大（表现为巨大肿块及肝、脾大、外周血白细胞>50×10^9/L）者，在治疗的初期，可先用 COP 方案 1 周，待瘤细胞负荷减少后，再正规化疗。

（5）并发症的治疗：

1）在治疗开始时，化疗后可致肿瘤细胞迅速大量破坏并释放出大量尿酸致急性肾功能衰竭，或称急性肿瘤细胞溶解综合征。为防止此症，治疗前应测定血清尿酸水平，治疗开始后保证尿液碱化和充分水化，但当出现急性肿瘤细胞溶解综合征时常有液体积聚第三体腔，如胸水、腹水，此时应谨慎地应用利尿药，如仍不能保持足量尿液排出，且血尿素氮，肌酐水平明显上升，尿量< 400ml/24h，应考虑做血液透析。

2）化疗开始后数小时内，由于肿瘤细胞迅速破坏，血钾明显升高，严重时可致猝死，故在化疗前后几日内，应避免钾的补充。

3）其他较常见的并发症：巨大的纵隔及颈部肿块，可致气道阻塞，此时应立即用肾上腺皮质激素，如氢化可的松或地塞米松静脉滴注+VCR+CTX，常可迅速见效；肠梗阻，最常见于肿块向肠腔内突出而致肠套叠. 多见于儿童期 NHL 患者。故当 5 岁以上患儿发生原因不明之肠套叠或肠套叠复发者，应做剖腹探查。对这些病例，若通过手术切除明显的肿瘤，可增加治疗的疗效，胃肠道出血，NHL 患儿，特别是 B 细胞型，常有肠道黏膜下淋巴组织的受累，化疗后这些部位的肿瘤坏死，可致较广泛的严重出血，此时常不易找到明显的出血部位，故以补充血容量、禁食、静脉营养的内科保守疗法为主。大多数病例，经内科保守治疗 1 周左右，出血情况会逐步好转到停止。

（6）非霍奇金淋巴瘤的生存期已明显延长，复发者多在 6 个月内，若缓解 1 年以上则较少复发，化疗应持续 18~24 个月。合并白血病或中枢神经系统病变预后不佳。

三、恶性组织细胞病

恶性组织细胞病（MH），简称恶组，是单核-巨噬细胞系统中组织细胞及其前体细胞异常增生，广泛浸润各组织器官的恶性疾病。本病多见于成人和青少年，但小儿时期也可发病。多数病例病程短，预后不良。

（一）诊断

1. 临床表现。

（1）多见于成人，但任何年龄小儿均可发病，儿童多为急性型，病情进展快，病程多在6个月以内，偶有短期缓解者。

（2）发热多为首见和常见症状，发热持续不退或周期发生，随病程进展而升高。

（3）出现面色苍白、消瘦、衰竭、皮肤黏膜出血，肝、脾大及淋巴结肿大，尤以脾大明显。

（4）由于异常组织细胞广泛浸润各器官，故临床表现为复杂多变的症状和体征。如呼吸道可有咳嗽、胸痛、胸腔积液；消化道可有腹痛、腹泻、便血、肠穿孔等；神经系统可出现瘫痪、感觉异常、颅内出血等；皮肤可有非特异性皮疹、口腔溃疡可长期不愈。

2. 辅助检查。

（1）血象：全血细胞减少为本病突出特征之一，周围血偶可见异常组织细胞。

（2）骨髓象：多数增生活跃。涂片中找到典型的异常组织细胞是确诊本病的重要依据。

（3）病理检查：主要是异形组织细胞和吞噬型组织细胞浸润。

（4）染色体核型分析：5号染色体长臂转位，个别表上见8号及18号染色体多体或7号染色体丢失等。

（二）鉴别诊断

1. 反应性组织细胞增生症：本病常由感染性疾病、寄生虫病、结缔组织病以及疫苗接种等引起，进展缓慢，多无明显贫血和出血现象，增生的组织细胞主要是成熟组织细胞，异形性不明显，无多核巨组织细胞。一旦查明原发病，去除病因，病情很快好转。

2. 嗜血细胞综合征（HS）：临床上有发热、皮疹，肝、脾大及淋巴结肿大、全血细胞减少，与恶组的临床表现极为相似，可通过以下几点进行鉴别：①骨髓检查HS的特点为成熟或较成熟的组织细胞增多，达2%~15%以上；②具有活跃的吞噬血细胞现象；③感染引起的良性HS，当原发病治好后，病人可痊愈。

3. 急性白血病：白血病也以发热、贫血、出血，肝脾大及淋巴结肿大为临床特点，血象也多见三系减少，但白血病的脾大多不如MH明显，骨髓涂片中无异常组织细胞和多核巨组织细胞，而见大量的原始幼稚细胞即可鉴别。

4. 再生障碍性贫血：该病也表现为贫血、出血和发热，血象也呈三系减少，但本病无肝、脾大及淋巴结的肿大，骨髓增生低下，以非造血细胞为主即可鉴别。

5. 恶性淋巴瘤：该病可有肝、脾大及淋巴结肿大，后期也可发热，与 MH 有相似之处。但该病早期血象和骨髓象多无变化，通过淋巴结活检即可鉴别。

（三）治疗

1. 一般治疗。

（1）对症支持治疗：如退热、止血、输液、维持营养、输血或成分输。

（2）积极预防和控制感染：病人常合并感染，应结合病原学检查，应用有效的药物控制感染。对于粒细胞减少的病人，更应做好消毒、隔离工作。

2. 常用化疗方案。

（1）CHOP 方案：环磷酰胺（CTX）、多柔比星（ADM）、长春新碱（VCR）、泼尼松（Pred）。

（2）B-CHOP 方案：上述方案加用博来霉素。

（3）VACOP 方案：Vm-26 或 VP-16、ADM、CTX、VCR、Pred。

（四）预后

1. 本病尚无满意的疗法，治疗效果差，预后不佳。

2. 积极防治感染，注意口、鼻、皮肤和肛周的清洁和灭菌。口服不吸收的抗生素如庆大霉素和抗真菌药。在致病菌查明之前或有持续发热 38.5℃ 以上者，可给予广谱抗生素治疗。在查明感染部位和致病菌后，再给以敏感的抗生素治疗。

3. 化疗方案应根据病人情况灵活掌握，如白细胞下降过多，骨髓抑制、出血性膀胱炎等应减量或暂时停药，待以上情况好转后再继续化疗。如有中枢神经系统症状者应行鞘内注射。

4. MH 病人如缓解后可考虑做造血干细胞移植，但由于 MH 病人达到完全缓解的可能性很小，因此，实际上能实行造血干细胞移植的可能性比较小。

四、朗汉斯细胞组织增生症

郎汉斯细胞组织增生症（ICH），以往称为组织细胞增生症 X，是一组病因尚未明了、以淋巴样和组织细胞增生为主要病理改变的疾病。临床表现多样，多发于小儿，男多于女。可分为 3 型：莱特雷尔-西韦病（LS）、汉-许-克病（HSC）和骨嗜酸性细胞肉芽肿（EGB），各型间可转化而出现中间型。

（一）诊断

1. 临床表现。由于受累器官多少或部位不同，临床症状差异极大，发病年龄越小，病情越严重。

（1）莱特雷尔-西韦病：多在1岁以内发病，2岁后减少。病变广泛，以软组织器官损害为主，可侵犯全身多个系统器官。

1）发热为多见的症状之一，热型不规则，高热与中毒症状不一致。

2）皮疹出现较早，主要分布在躯干、头发和发际，初起时为红色斑丘疹，继而呈出血性，或湿疹样，皮脂溢出样皮疹，以后结痂，脱痂后留下白色或色素沉着。

3）呼吸道症状常有咳嗽、气促、青紫，佃肺部体征不明显。可合并肺大疱或自发性气胸等，甚至可导致呼吸衰竭而死亡。

4）肝、脾大及淋巴结肿大。

5）其他可有贫血、中耳炎、腹泻、营养不良等。

（2）汉-许-克病：多在1岁后发病，2岁以后增多，3~4岁为高峰，5岁后减少。

1）骨质缺损：最早、最常见者为颅骨缺损。除颅骨外，可见下颌骨破坏，牙齿松动、脱落，齿槽肿胀。

2）突眼：多为单侧，表现为眼球突出，为眶骨破坏所致。

3）尿崩：为垂体或下丘脑组织细胞受浸润所致，仅个别病人有蝶鞍破坏。

4）其他：可见发热、肝、脾大及贫血，但较LS少见且较轻。

（3）骨嗜酸性细胞肉芽肿：多见于4~7岁的小儿，病灶多局限，任何骨皆可受累，但以颅骨、四肢骨、脊椎、骨盆骨最多见，可单发或多发，病变局部肿胀微痛。严重的是脊椎病变，特别是发生椎弓破坏的常伴神经系统症状甚至发生肢体瘫痪，大小便失禁。

（4）其他：

1）中间型多发生在1~2岁小儿，介于LS和HSC之间，有两者的症状。

2）单器官型较少见，可单独发生于肺、肝、淋巴结、皮肤等部位，靠病理检查才能确诊。

2. 辅助检查。

（1）血象：血象变化极不一致，多呈正细胞正色素性贫血，网织红细胞正常或轻度增高，血小板计数正常或减低。

（2）骨髓象：骨髓分类除少数病例呈增生性贫血外，大多数患儿粒、红及巨核系统正常，部分患儿可见组织细胞增多。

（3）X线：对诊断很有帮助。

1）肺部：在临床无症状的病人中亦常有网点状阴影，有的肺野透光度减低，呈毛玻璃状，或在网点的基础上有局限或弥散的颗粒阴影，严重的可见弥漫的小囊肿、肺气肿、气胸、纵隔气肿、皮下气肿等。

2）骨骼：长骨和扁骨皆可发现破坏，病变特点为溶骨性骨质破坏，颅骨巨大缺损。脊椎椎体破坏，受压变窄可呈扁平椎，椎间隙狭窄。

（4）病理检查：皮疹印片或病灶活检是诊断的重要依据。主要病理所见为肉芽肿，有分化较好的组织细胞，间有淋巴系白细胞浸润。电镜检查可见郎汉斯细胞。

（5）其他：血沉检查可有增快。血清免疫球蛋白检查可有 IgM 增高，但 IgG 及 IgA 大多正常。细胞免疫检查可有 CD3 降低，CD4/CD3 降低或升高。肝功能检查可正常，但肝脏受浸润严重的可有转氨酶增高。严重尿崩症患儿可排低比重尿，并可出现电解质异常。

3. 确诊标准。传统上以临床、X 线和病理检查为主要诊断手段，当病理检查发现病灶内典璎组织细胞浸润即可确诊。国际组织细胞学会在 1987 年将确诊的可信度分为 3 级。

（1）Ⅰ级：确诊，电镜在病灶的组织细胞内发现 Birbeck 颗粒或细胞表面 CDla 抗原呈阳性。

（2）Ⅱ级：诊断，病变组织在光镜下具有组织细胞特点，且组织细胞免疫组化具有下述 2 种或 2 种以上特征：①ATP 酶染色呈阳性；②α-D-甘露糖苷酶呈阳性；③S-100 蛋白呈阳性；④花生凝集素结合呈阳性。

（3）Ⅲ级：拟诊，常规病理检查发现组织细胞浸润。

（二）鉴别诊断

1. 皮肤表现：应与湿疹、脓皮病、血小板减少性紫癜、皮肤真菌感染相鉴别。但本病皮疹具有特征性表现，皮疹常成批反复出现，触之刺痒感觉，各期皮疹同时存在，皮疹愈合后形成小瘢痕，脱痂后有色素脱失或色素沉着，皮疹印片可见成熟的组织细胞。

2. LS 与白血病、败血症、粟粒性肺结核的鉴别：白血病外周血象和骨髓检查有典型的改变。败血症有局部感染灶，且发热与中毒症状较一致，中性粒细胞可有中毒颗粒，血或病灶分泌物细菌培养呈阳性，抗生素治疗有效。粟粒性肺结核有结核接触史，结核菌素试验呈阳性，胸部 X 线可见抛型的粟粒样改变，无出血性皮疹，肝脾大不明显，抗结核治疗有效等特点可资鉴别。

3. 恶性组织细胞增生症：可表现发热、贫血、出血、肝、脾大及淋巴结肿大等，临床表现类似于本病。但外周血象、骨髓涂片均可发现异常的组织细胞，是确诊的重要依据。

4. 传染性单核细胞增多症：有发热、皮疹，肝脾大及淋巴结肿大等表现，与本病类似，但传染性单核细胞增多症患儿外周血可见异型淋巴细胞，血清嗜异凝集试验呈阳性，可以与本病鉴别。

5. 神经母细胞瘤：好发于 2 岁以内的小儿，常有骨痛或腹部肿物，晚期肿瘤转移至眶和颅骨可致眼球突起、颅骨隆起或缺损，但无皮疹，肝、脾大及淋巴结肿大不明显，有骨转移者骨髓涂片可找到菊花状肿瘤细胞，尿中 3-甲氧基-4-羟苦杏仁酸（VMA）增高可资鉴别。

（三）治疗

1. 治疗原则。控制和预防感染，分型施治，长期随访。

2. 手术治疗。适用于单发的病灶，5 岁以上年长儿的单发病灶仅用手术刮除即可痊愈，但年幼儿，尤其 3 岁以下的手术后多复发，或发展为多脏器受累，术后应加用化疗。

3. 放射治疗。对于眼眶骨、下颌骨、乳突或脊椎骨已手术后复发或承重部位的骨损害有发生骨折危险的应采用放疗。

4. 化疗。视病情而定，常用药物有长春新碱、环磷酰胺、依托泊苷（VP-16）等。

5. 免疫治疗。可用胸腺肽、干扰素、环孢素等。

（四）预后

1. 本病预后与发病年龄、受累器官多少、器官功能损害及治疗与否有关。年龄愈小，受累器官愈多，预后愈差。年龄大于 5 岁，单纯骨损害多可自愈；肺、肝、脾、骨髓等受侵犯时预后差；皮肤、骨骼受侵犯者预后较好。痊愈病儿中少数可有尿崩、智力低下、发育迟缓、癫痫、颌骨发育不良等后遗症。

2. 肾上腺皮质激素对发热、皮疹和贫血的疗效较好，目前一般采用 VP 联合化疗。由于本症的病情轻重变异较大，对各种单一或联合化疗的评价比较困难，根据经验：①内脏侵犯较重，病情急的 1 岁以上病儿开始可采用 VCP3 种药物联合，6~8 周后急性症状消失改为两种药物联合，如 VP 或 CP，总疗程 2 年。对于 1 岁以下的婴儿用 3 种药物副作用较大，病人不易接受可改为 VP。②内脏侵犯不重，病情较缓的病人开始可用两种药物如 VP，总疗程不少于 1.5 年。③单纯骨损害的可视病情选用 1 种或 2 种药物治疗，3 岁以下局部骨损害经手术后可采用 1 或 2 种药物联合治疗，疗程 1~1.5 年。

3. 本症经治疗后，病情缓解较慢或病灶出现轻度进展，不能视为治疗失败，须继续用药观察，除非全身症状恶化或病变急、进展则应改变治疗方案。

4. 应坚持正规和系统的原则，疗程不要随意间断。注意定期复查、追踪，根据血象变化调整化疗药物剂量。

5. 要控制和预防感染，对呼吸道感染、气胸或呼吸衰竭、贫血或尿崩症要对症处理，加强对病人的管理和追踪，停药后仍应定期检查。

第七章 神经系统及肌肉系统

第一节 化脓性脑膜炎

化脓性脑膜炎（简称化脑），亦称细菌性脑膜炎，是小儿，尤其婴幼儿常见的中枢神经系统化脓性细菌引起的感染性疾病。2 岁以内发病者约占 75%，发病高峰年龄是 6~12 个月。冬、春季节是化脑的好发季节。化脑的临床表现以急性发热、惊厥、意识障碍、颅内压增高和脑膜刺激征以及脑脊液脓性改变为特征。随诊断治疗水平不断发展，本病预后已有明显改善，但病死率仍在 5%~15% 间，约 1/3 幸存者遗留各种神经系统后遗症，6 个月以内幼婴患本病预后更为严重。

一、病因及发病机理

（一）致病菌

许多化脓菌都能引起本病。但 2/3 以上患儿是由脑膜炎球菌、肺炎链球菌和流感嗜血杆菌 3 种细菌引起。2 个月以下婴幼儿和新生儿以及原发或继发性免疫缺陷病者，易发生肠道革兰阴性杆菌和金黄色葡萄球菌脑膜炎，前者以大肠杆菌最多见，其次如变形杆菌、绿脓杆菌或产气杆菌等。然而，与国外不同，我国很少发生 B 组溶血性链球菌颅内感染。

（二）感染途径

致病菌可通过多种途径侵入脑膜。

1. 最常见的途径是通过血流。多数化脑是由于体内感染灶（如上呼吸道、皮肤、胃肠道黏膜或脐部）的致病菌通过血行上至脑膜，即菌血症抵达脑膜微血管；当小儿免疫防御功能降低时，细菌穿过血脑屏障到达脑膜。

2. 邻近组织器官感染。少数化脑可由于邻近组织的感染扩散引起，如中耳炎、乳突炎、鼻窦炎、头面部软组织感染等，炎症扩散波及脑膜。

3. 与颅腔存在直接通道。如颅骨骨折、皮肤窦道或脑脊髓膜膨出继发感染，细菌可因此直接进入蛛网膜下隙。

（三）机体的免疫与解剖缺陷

小儿机体的免疫力低下，血脑屏障功能差，特别是婴幼儿，化脑的发病率高。如患有原发性或继发性免疫缺陷病，更易感染甚至患少见致病菌或条件致病菌感染的化脑。

二、病理

在细菌毒素和多种炎症相关细胞因子作用下，形成以软脑膜、蛛网膜和表层脑组织为主的炎症反应，表现为广泛性血管充血、大量中性粒细胞浸润和纤维蛋白渗出，伴有弥漫性血管源性和细胞毒性脑水肿。在早期或轻型病例，炎性渗出物主要在大脑顶部表面，逐渐蔓延至大脑基底部和脊髓表面。病情严重者，动静脉均可受累，血管周围及内膜下有中性粒细胞浸润，可引起血管痉挛，血管炎，血管阻塞、坏死和脑梗死。由于炎症引起脑水肿和脑脊液循环障碍可使颅内压迅速增高，甚至出现脑疝。

三、临床表现

90%的化脑为 5 岁以下小儿，1 岁以下是患病高峰，流感嗜血杆菌化脑较集中在 3 个月至 3 岁小儿。一年四季均有发生，但肺炎链球菌化脑冬春季多见，而脑膜炎球菌和流感嗜血杆菌分别以春、秋季发病多。大多急性起病。

（一）前驱症状

多数患儿起病较急，发病前有数日的上呼吸道或胃肠道感染病史。暴发型流行性脑脊髓膜炎则起病急骤，可迅速出现休克、皮肤出血点或瘀斑、弥漫性血管内凝血及中枢神经功能障碍。

（二）典型临床表现

1. 感染中毒及急性脑功能障碍症状。包括发热、烦躁不安和进行性加重的意识障碍。随病情加重，患儿逐渐从精神萎靡、嗜睡、昏睡、浅昏迷到深度昏迷。30%以上患儿有反复的全身或局限性惊厥发作。脑膜炎双球菌感染易有瘀斑、瘀点和休克。

2. 颅内压增高表现。包括头痛、呕吐，婴儿则有前囟饱满与张力增高、头围增大等。合并脑疝时则有呼吸不规则、突然意识障碍加重或瞳孔不等大等征兆。

3. 脑膜刺激征。以颈强直最常见，其他如 Kernig 征和 Brudzinski 征呈阳性。

（三）年龄小于 3 个月的幼婴和新生儿化脑表现多不典型

主要差异在：①体温可高可低，或不发热，甚至体温不升。②颅压增高表现可不明显。幼婴不会诉头痛，可能仅有吐奶、尖叫或颅缝裂开。③惊厥可不典型，可仅见面部、肢体局灶或多灶性抽动，局部或全身性肌阵挛或各种不显性发作。④脑膜刺激征不明显。与婴儿肌肉不发达、肌力弱和反应低下有关。

四、并发症和后遗症

（一）硬脑膜下积液

约 15%~45% 的化脑并发硬脑膜下积液，若加上无症状者，其发生率可高达 85%~90%。本症主要发生在 1 岁以下婴儿。凡经化脑有效治疗 48~72 小时后，体温不退，意识障碍、惊厥或颅压增高等脑症状无好转，甚至进行性加重者，首先应怀疑本症可能性。头颅透光检查和 CT 扫描可协助诊断，但最后确诊，仍依赖硬膜下穿刺放出积液，同时也达到治疗目的。脑积液应送常规和细菌学检查。正常婴儿硬脑膜下积液量不超过 2ml，蛋白定量小于 0.4g/L。

发生硬脑膜下积液的机制尚不完全明确，推测原因：①脑膜炎症时，血管通透性增加，血浆成分渗出，进入潜在的硬脑膜下腔；②脑膜及脑的表层小静脉，尤其穿过硬膜下腔的桥静脉发生炎性栓塞，导敛渗出和出血，局部渗透压增高，水分进入硬膜下腔形成硬膜下积液。

（二）脑室管膜类

主要发生在治疗被延误的婴儿。患儿在强力抗生素治疗下仍发热不退，惊厥，意识障碍不改善，进行性加重的颈项强直，角弓反张，脑脊液始终无法正常化以及 CT 见脑室扩大时，须考虑本症。确诊依赖侧脑室穿刺，取脑室内脑脊液检查显示异常。治疗大多困难，病死率和致残率高。

（三）抗利尿激素异常分泌综合征

炎症刺激垂体后导致抗利尿激素过量分泌，引起低钠血症和血浆低渗透压，可能加剧脑水肿，致惊厥和意识障碍加重，或直接因低钠血症引起惊厥发作。

（四）脑积水

炎症渗出物粘连堵塞脑室内脑脊液流出通道，如导水管、第Ⅳ脑室侧孔或正中孔等狭窄处，引起非交通性脑积水；也可因炎症破坏蛛网膜颗粒，或颅内静脉窦栓塞致脑脊液重吸收障碍，造成交通性脑积水。发生脑积水后，患儿出现烦躁不安，嗜睡，呕吐，惊厥发作，头颅进行性增大，骨缝分离，前囟扩大饱满、头颅破壶音和头皮静脉扩张。至疾病晚期，持续的颅内高压使大脑皮层退行性萎缩，患儿出现进行性智力减退和其他神经功能倒退。

（五）各种神经功能障碍

由于炎症波及耳蜗迷路，10%～30%的患儿并发神经性耳聋。其他有智力低下、癫痫、视力障碍和行为异常等。

五、诊断

早期诊断是保证患儿获得早期治疗的前提。凡急性发热起病，并伴有反复惊厥，意识障碍或颅压增高表现的婴幼儿，均应注意本病的可能性，应进一步依靠脑脊液检测确立诊断。然而，对有明显颅压增高者，最好先适当降低颅压后再行腰椎穿刺以防腰穿后脑疝的发生。

婴幼儿和不规则治疗者临床表现常不典型，后者的脑脊液改变也可不明显，病原学检查往往呈阴性，诊断时应仔细询问病史和详细体格检查，结合脑脊液中病原的特异性免疫学检查及治疗后病情转变，综合分析后确立诊断。

六、治疗

（一）抗生素治疗

1. 用药原则。

化脑预后严重，应力求用药 24 小时内杀灭脑脊液中致病菌，故应选择对病原菌敏感，且能较高浓度透过血脑屏障的药物。急性期要静脉用药，做到用药早、剂量足和疗程够。

2. 药物选择。

（1）病原菌明确前的抗生素选择：包括诊断初步确立但致病菌尚未明确或院外不规则治疗者。应选用对肺炎链球菌、脑膜炎球菌和流感嗜血杆菌 3 种常见致病菌皆有效的抗生素。目前主要选择能快速在患者脑脊液中达到有效灭菌浓度的第三代头孢菌素，包括头孢噻肟 200mg/（kg·d），或头孢三嗪 100mg/（kg·d），疗效不理想时可联合使用万古霉素，40mg/（kg·d）。对 β 内酰胺类药物过敏的患儿，可改用氯霉素 50~100mg/（kg·d）。

（2）病原菌明确后的抗生素选择。肺炎链球菌。由于当前半数以上的肺炎球菌对青霉素耐药，故应继续按上述病原菌未明确方案选药。仅当药敏试验提示致病菌对青霉素敏感，可改用青霉素 20 万~40 万 U/（kg·d）。脑膜炎球菌。与肺炎链球菌不同，目前该菌大多数对青霉素依然敏感，故首先选用，剂量同前。少数耐青霉素者须选用上述第三代头孢菌素。流感嗜血杆菌。对敏感菌株可换用氨苄青霉素 200mg/（kg·d）。耐药者使用上述第三代头孢菌素或氯霉素。

致病菌为金黄色葡萄球菌者应参照药敏试验选用乙氧奈青霉素、万古霉素或利福平等。革兰阴性杆菌者多考虑上述第三代头孢菌素外，可加用氨苄青霉素或氯霉素。

3. 抗生素疗程。对肺炎链球菌和流感嗜血杆菌脑膜炎，其抗生素疗程应是静脉滴注有效抗生素 10~14 天，脑膜炎球菌者 7 天，金黄色葡萄球菌和革兰阴性杆菌脑膜炎应 21 天以上。若有并发症，还应适当延长。

（二）肾上腺皮质激素的应用

细菌释放大量内毒素，可能促进细胞因子介导的炎症反应，加重脑水肿和中性粒细胞浸润，使病情加重。抗生素迅速杀死致病菌后，内毒素释放尤为严重，此时使用肾上腺皮质激素不仅可抑制多种炎症因子的产生，还可降低血管通透性，减轻脑水肿和颅内高压。常用地塞米松 0.2~0.6mg/（kg·d），分 4 次静脉注射。一般连续用 2~3 天，过长使用并无益处。

（三）并发症的治疗

1. 硬膜下积液。少量积液无须处理。如积液量较大引起颅压增高症状时，应做硬膜下穿刺放出积液，开始每天或隔天一次。每次一侧放液量 20~30ml，两侧合计放液 50~60ml。有的患儿须反复多次穿刺，大多逐渐减少而治愈。个别迁延不愈者，须进行外科手术引流。

2. 脑室管膜炎。除全身应用抗生素外，应进行侧脑室穿刺引流，减低颅内压，并注入抗生素。如庆大霉素每次 1 000~3 000U，丁胺卡那霉素每次 5~20mg，青霉素每次 5 000~10 000U，氨苄青霉素每次 50~100mg。

3. 脑积水。主要依赖手术治疗，包括正中孔粘连松解、导水管扩张和脑脊液分流术。

4. 脑性低钠血症。应适当限制液体入量，补充钠盐。

（四）对症和支持治疗

1. 急性期严密监测生命体征。定期观察患儿意识、瞳孔和呼吸节律改变，并及时处理颅内高压，预防脑疝发生。20%甘露醇 1g/（kg·次），每 4~6h/次。

2. 及时控制惊厥发作。地西泮 0.3~0.5mg/（kg·次）。并防止再发。

3. 监测并维持体内水、电解质、血浆渗透压和酸碱平衡。对有抗利尿激素异常分泌综合征表现者，积极控制脑膜炎同时，适当限制液体入量，对低钠症状严重者酌情补充钠盐。

第二节 急性感染性多发性神经根炎

一、概述

急性感染性多发性神经根炎，又称格林-巴利综合征，病因尚未完全明了，多认为是病毒感染等多种致病因素所引起的一种自身免疫性疾病。病理表现为神经根、周围神经炎症性脱髓鞘，临床以多发性对称性周围性瘫痪，轻微感觉障碍和脑脊液的蛋白、细胞分离为特征，重者有呼吸肌麻痹、颅神经麻痹。

二、诊断

（一）症状体征

（1）各年龄皆可发病，3~6 岁多见；四季均可发病，8~9 月为高峰。

（2）病前两周可有呼吸道和肠道感染史。

（3）1~3 周病情至高峰，个别暴发，少数为慢性起病。

（4）运动障碍。①四肢弛缓性瘫痪，双侧基本对称，多从下肢至上肢，呈进行性；腹壁反射可消失；②呼吸肌麻痹：肋间肌麻痹，胸式呼吸减弱或消失，膈肌麻痹，腹式呼吸消失，常呈矛盾呼吸，严重者，呼吸肌麻痹性呼吸衰竭；③颅神经麻痹：可在病程的各个阶段，多于进展期与肢体瘫痪、呼吸肌麻痹合并出现，以Ⅸ、Ⅹ、Ⅺ、Ⅵ、Ⅶ多见。其他运动性颅神经亦可受累，偶见以此为首发病症。

（5）感觉障碍，神经根性疼和肌疼多见，可有手套、袜套样感觉。

（6）自主神经障碍，多汗、四肢发凉，尿潴留，心律不齐，血压不稳，甚至心搏骤停。

（7）不典型经过者，可有颅高压症，巴氏征呈阳性，或合并脊髓小脑受累等表现。

（二）实验室检查

1. CSF 病后 2~3 周多见蛋白细胞分离现象。
2. 免疫球蛋白，IgM、IgA、IgC 可增多，CD3、CD4、CD8（异常）、CD4/CD8 异常。

三、辅助诊断

（1）肌电图 2~3 周后为神经源性损害，神经传导速度减慢，恢复较病情慢，但恢复快者预后好。部分病人有轴索受累表现。

（2）ECG 可有心律不齐，少有心肌劳累，ST-T 改变及房室传导阻滞。

四、鉴别诊断

1. 脊髓灰质炎。发病多见婴幼儿，有明显的发热腹泻史，2~4 天出现肢体弛缓，热退后瘫痪不再进展，瘫痪多不对称，肌萎缩明显，无感觉障碍。脑脊液急性期异常。

2. 脊髓病。如急性脊髓炎、脊髓肿痛等，急性脊髓炎，起病相对较慢，脊休克时，为弛缓性瘫痪，以后仍变为上神经元性瘫痪，病理征阳性，尿潴留明显，脊髓肿瘤，多有神经根压迫症状，感觉和运动障碍，尿潴留。CSF 蛋白定量增高，奎肯氏试验呈阳性。MRI 可协助确诊。

3. 低钾性麻痹。包括肾性低钾血症、代谢性低钾血症，或食物中毒、周期性麻痹、Butter 氏综合征等，均血清钾低，无颅神经损害。

4. 其他原因所致的神经根炎。为并发于结缔组织病、药物性等。

5. 癔病性麻痹。患儿多有癔病性性格，受情绪影响，易于接受暗示（症状及体征不符合），但都无器质性病变。

五、治疗

（一）病因治疗

血浆置换，全血置换，大剂量丙种球蛋白静注，胸腺肽等免疫增强剂的使用。

（二）呼吸衰竭监护

必要时行气管插管，机械辅助通气。

指征：①早期进展期肌力 0~2 级；②中度眦上呼吸困难；③肺通气不良，部分呼吸音低下或并有肺不张肺感染者；④合并后组颅神经麻痹（球麻痹）者；⑤雾化吸入，拍背吸痰无效。

（三）心搏监护

心搏骤停者，首先，刚托品 0.1~0.3mg/kg，一次心内注射复苏；其次，冰帽头部降温，并用大剂量激素、脱水剂。机械辅助通气时，要减低胸内压，加强湿化，避免再次增高颅内压措施，改善脑供氧，脑循环，脑代谢，减少脑损害。

（四）预防感染

选用有效抗生素，支持疗法，多种维生素，心理治疗，功能训练并用，避免肢体畸形，减轻心理负担，增加抗病能力。

（五）急性期不用激素

复发型，或恢复不满意者，可试用泼尼松 1~1.5mg/（kg·d），连用 2~3 周。

第三节　小儿癫痫

癫痫是一组反复发作的神经元异常放电（Paradoxical Dischalge）所致的暂时性中枢神经系统功能失常的慢性疾病。癫痫的患病率，发达国家为 5.0‰（4‰~8‰），发展中国家为 7.2‰，不发达国家为 11.2‰，估计全球约有 5 000 万癫痫患者，中国在 3.6‰-7.0‰。儿童是癫痫的发病高峰年龄，其中男性最为明显，9 岁以前发病者接近 50%，以后发病率随年龄升高而下降。癫痫的发病率与性别有关，男性的患病率与发病率均明显高于女性。我国 6 城市调查表明，男女发病率和患病率之比均为 1.3：1。

癫痫的死亡率明显高于非癫痫病人，多死于并发症肺炎；由癫痫发作直接导致死亡的约占 6%~9%；死于意外事故，特别是溺水占 10%~20%；原因不明的突然死亡，约占 10%。国内报道癫痫的死亡率为（2.42/10 万）~（7.82/10 万），真正因癫痫死亡（死于癫痫持续状态）的只占所有死因的 20%，40.2% 因意外事件死亡，死于自杀者占 5.51%，不明原因死亡为 4.13%，癫痫的发病率，城市略高于农村。不同地区之间患病率存在明显差异，不同种族之间的患病率也存在差异。

一、癫痫发作与分类

癫痫发作是大脑神经元异常放电引起的发作性脑功能异常。发作大多短暂并有自限性、重复性。由于异常放电所累及的脑功能区不同，临床可有多种发作表现，包括局灶性或全身性的运动、感觉异常，或行为认知、自主神经功能障碍。全身性发作时涉及较大范围皮层功能障碍，往往伴有程度不同的意识障碍。结合发作时的临床表现和伴随的脑电图特征，国际抗癫痫联盟于 1981 年提出对发作类型的同际分类，迄今仍是临床工作的重要指南。1983 年，我国小儿神经学术会议将其简化，如表 7-1 所示。

表 7-1　痫性发作的国际分类

Ⅰ局部性发作	Ⅱ全部性发作	Ⅲ不能分类的发作
单纯局灶性（不伴意识障碍）	强直-阵挛发作	
运动性发作	强直性发作	
感觉性发作	阵挛性发作	
自主神经性发作	失神发作	
精神症状发作	典型失神	
复杂局灶性（伴有意识障碍）	不典型失神	
单纯局灶性发作继发意识障碍	肌阵挛发作	
发作起始即有意识障碍的局灶性发作	失张力发作	
局灶性发作继发全身性发作	痉挛性发作	

二、分类与病因

（一）分类

根据病因，可粗略地将癫痫分为 3 大类。

1. 特发性癫痫。又称原发性癫痫。是指由遗传因素决定的长期反复癫痫发作，不存在症状性癫痫可能性者。

2. 症状性癫痫。又称继发性癫痫。痫性发作与脑内器质性病变密切关联。

3. 隐原性癫痫。虽未能证实有肯定的脑内病变，但很可能为症状性者。

（二）病因

随着脑的影像学和功能影像学技术发展，近年对癫痫的病因有了重新认识。与遗传因素相关者约占癫痫总病例数的 20%～30%，故多数（70%～80%）婴儿为症状性或隐原性癫痫，其癫痫发作与脑内存在或可能存在的结构异常有关。国内有报道 0～9 岁小儿症状性癫痫的病因是：围产期损伤 21.0%，脑发育不良 18.9%，颅内感染 10.5%，脑外伤 9.1%，颅内软化灶 8.4%，海马病变 4.9%，脑肿瘤 2.8%，脑血管病 2.1%，其他 22.4%。

1. 脑内结构异常。先天或后天性脑损伤可产生异常放电的致病灶或降低了癫痫发作阈值，如各种脑发育畸形、染色体病和先天性代谢病引起的脑发育障碍、脑变性和脱髓鞘性疾病、宫内感染、肿瘤、颅内感染、产伤或脑外伤后遗症等。

2. 遗传因素。包括单基因遗传、多基因遗传、染色体异常伴癫痫发作、线粒体脑病等。过去主要依赖连锁分析和家族史来认定其遗传学病因。近年依靠分子生物学技术，至少有 10 种特发性癫痫或癫痫综合征的致病基因得到克隆确定，其中大多数为单基因遗传，系病理基因致神经细胞膜的离子通道功能异常，降低了痫性发作阈值而患病。

3. 诱发凶素。许多体内、外因素易促发癫痫的临床发作，如遗传性癫痫常好发于某一特定年龄阶段，有的癫痫则主要发生在睡眠或初醒时；女性患儿青春期来临时节易有癫痫发作或加重等。此外，饥饿、疲劳、睡眠不足、过度换气、预防接种等均可能成为某些癫痫的诱发因素。

三、临床表现

（一）局灶性（部分性、局限性）发作

1. 单纯局灶性发作。发作中无意识丧失，也无发作后不适现象。持续时间平均 10～20 秒，其中以局灶性运动性发作最常见，表现为面、颌或四肢某部分的猛直或阵挛性抽动，特别易见头、眼持续性同侧偏斜的旋转性发作。年长儿可能会诉说发作初期有头痛、胸部不适等先兆。有的患儿于局限性运动发作后出现抽搐后肢体短暂麻痹，持续数分钟至数小时后消失，称为 Todd 麻痹。局灶性感觉发作（躯体或特殊感觉异常）、自主神经性发作和局灶性精神症状发作在小儿时期少见，部分与其年幼无法表达有关。

2. 复杂局灶性发作。见于颞叶和部分额叶癫痫发作。可从单纯局灶性发作发展而来，或一开始即有意识部分丧失伴精神行为异常。50%～75% 的儿科病例表现为意识浑浊情况下自动症，如吞咽、咀嚼、解衣扣、摸索行为或自言自语等。少数患者表现为发作性视物过大或过小、听觉异常、冲动行为等。

3. 局灶性发作演变为全部性发作。由单纯局灶性或复杂局灶性发作发展为全部性发作。

（二）全部性发作

指发作中两侧半球同步放电，均伴有程度不等的意识丧失。

1. 强直—阵挛发作。是临床常见的发作类型。包括原发性以及从局灶性扩展而来的继发性全面性强直-阵挛发作。发作主要分为两期：①开始为全身骨骼肌伸肌或屈肌强直性收缩伴意识丧失、呼吸暂停与发绀，即强直期；②紧接着全身反复、短促的猛烈屈曲性抽动，即阵挛期。常有头痛、嗜睡、疲乏等发作后现象。发作中 EEG 呈全脑棘波或棘-慢复合波放电，继发性者从局灶放电扩散到全脑。部分患儿能回忆发作前先有眼前闪光、胸中一股气向上冲等先兆，直接提示继发性全面性癫痫的可能性。

2. 失神发作。发作时突然停止正在进行的活动，意识丧失但不摔倒，手中物品不落地，两眼凝视前方，持续数秒钟后意识恢复，对刚才的发作不能回忆，过度换气往往可以诱发其发作。EEC 有典型的全脑同步 3Hz 棘-慢复合波。

3. 非典型失神发作。与典型失神发作表现类似，但开始及恢复速度均较典型失神发作慢，EEC 为 $1.5 \sim 2.5Hz$ 的全脑慢-棘慢复合波。多见于伴有广泛性脑损害的患儿。

4. 肌阵挛发作。为突发的全身或部分骨骼肌触电样短暂（< 0.35 秒）收缩，常表现为突然点头、前倾或后仰，而两臂快速抬起。重症者致跌倒，轻症者感到患儿"抖"了一下。发作中通常伴有全脑棘-慢或多棘-慢波暴发。大多见于有广泛性脑损伤的患儿。

5. 阵挛性发作。仅有肢体、躯干或面部肌肉节律性抽动而无强直发作成分。

6. 强直性发作。突发的全身肌肉强直收缩伴意识丧失，使患儿固定于某种姿势，但持续时间较肌阵挛长，约 $5 \sim 60$ 秒。常见到角弓反张、伸颈、头仰起、头躯体旋转或强制性张嘴、睁眼等姿势。通常有跌倒和发作后症状。发作期 EEC 背景活动异常，伴多灶性棘-慢或多棘-慢波暴发。

7. 失张力性发作。全身或躯体某部分的肌肉张力突然短暂性丧失伴意识障碍。全身性失张力发作者表现为患儿突然跌倒，头着地甚至头部碰伤。部分失张力发作者表现为点头样或肢体突然下垂动作。EEG 见节带肚或不规则、多灶性棘-慢复合波。

8. 痉挛。这种发作最常见于婴儿痉挛，表现为同时出现点头、伸臂（或屈肘）、弯腰、踢腿（或屈腿）或过伸样等动作，其肌肉收缩的整个过程大约 $1 \sim 3$ 秒，肌收缩速度比肌阵挛发作慢，持续时间较长，但比强直性发作时间短。

（三）癫痫（或惊厥）持续状态和癫痫综合征

1. 癫痫（或惊厥）持续状态。凡一次性癫痫发作（或惊厥发作）持续 30 分钟以上，或反复发作而间歇期意识无好转超过 30 分钟者，均称为癫痫或惊厥持续状态（SE）。各种癫痫发作均可发生持续状态，但临床以强直-阵挛持续状态最常见。

2. 小儿时期常见的几种癫痫和癫痫综合征。人多数癫痫患儿均以前述某一种发作类型为其主要临床表现。全身性发作中，以原发性或继发性强直-阵挛发作或阵挛性发作最常见。局灶性发作中以局灶性运动和复杂局灶性发作居多，后者又称颞叶癫痫。部分患儿因具有一组相同发作症状与体征，同属于某种特殊癫痫综合征，在治疗和预后的估计上有其特殊性。为此，国际抗癫痫联盟于1989年进一步提出了癫痫和癫痫综合征的分类。以下介绍儿科常见的几种癫痫综合征：

（1）伴中央颞区棘波的儿童良性癫痫：是儿童最常见的一种癫痫综合征，占小儿时期癫痫的15%~20%。约30%患者有类似家族史。多认为属常染色体显性遗传，但外显较低且有年龄依赖性。通常于2~14岁间发病，9~10岁为发病高峰期，男孩略多于女孩。3/4的发作在入睡后不久及睡醒前。发作大多起始于口面部，呈局灶性发作，如唾液增多、喉头发声、不能主动发声或言语以及面部抽搐等，但很快继发全身性强直-阵挛发作伴意识丧失，此时才被家人发现，因此经常被描述为全身性抽搐。体检无异常。发作间期EEG背景正常，在中央区和钡中区可见棘、尖渡或棘—慢复合波，一侧、两侧或交替出现，30%的患儿仅在睡眠记录中出现异常（见图7-1）。本病预后良好，药物易于控制，生长发育不受影响，大多在15~19岁前停止发作，但不到2%的病例可能继续癫痫发作。

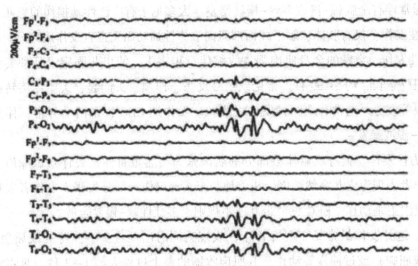

图7-1　伴中央颞棘波的小儿良性癫痫脑电图

（2）儿童失神癫痫：大多于3~13岁间发病，6~7岁为高峰，近2/3为女孩，有明显的遗传倾向。表现为频繁的失神发作，一日数次甚至上百次。每次发作数秒钟，不超过30秒，因而不跌倒，也无明显体位改变。患儿对发作中情况不能回忆，无头痛、嗜睡等发作后症状，体格检查无异常。EEG为特征性全部性棘-慢复合波暴发，过度换气常可诱发特征EFG暴发图形和临床发作（见图7-2）。药物易于控制，预后大多良好。

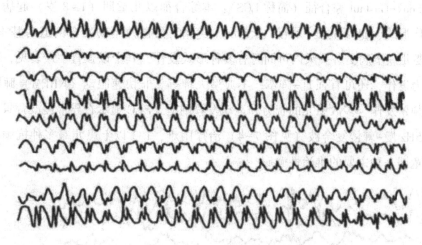

图 7-2　小儿失神癫痫脑电图

（3）婴儿痉挛（又称 West 综合征）：本病以 1 岁前婴儿期起病（生后 4～8 月为高峰）、频繁的痉挛发作、特异性高幅失律 EEC 图形以及病后精神运动发育倒退为其基本临床特征。痉挛发作主要表现为屈曲型、伸展型和混合型 3 种形式，但以混合型和屈曲型居多。屈曲型痉挛发作时，婴儿呈点头哈腰屈（或伸）腿状。伸展型发作时婴儿呈角弓反张样。痉挛多成串地发作，每串连续数次或数十次，动作急速，可伴有婴儿哭叫。常于思睡和睡醒时加重。高幅失律 EEG 对本病诊断有价值，在不同步、不对称，并有暴发抑制交替倾向的高波幅慢波背景活动中，混有不规则的、多灶性棘、尖与多棘-慢波暴发（见图7-3）。睡眠记录更易获得典型高幅失律图形。其病因复杂，大致可分为隐原性和症状性两大类。后者是指发病前已有宫内、围产期或生后脑损伤证据，如精神运动发育迟缓、异常神经系统体征或头颅影像学改变等，治疗效果差，80% 以上存在遗留智力低下。约 20% 的婴儿痉挛病例属隐原性，病前无脑损伤证据可寻，若早期治疗 40% 患儿可望获得基本正常的智能和运动发育。

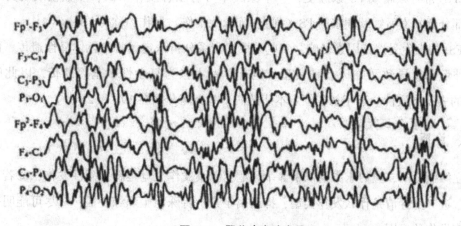

图 7-3　婴儿痉挛脑电图

（4）Lennox-Gastaut 综合征（简称 LGS）：本综合征以儿童期（1~8 岁）起病、频繁而多样的发作形式、EEG 呈慢-棘慢（<3Hz）复合波及智力运动发育倒退为基本特征。25% 以上有婴儿痉挛病史。一天内可同时有多种形式发作，其中以强直性最多见，次为肌阵挛或失张力发作，还可有强直-阵挛、不典型失神等。非快速眼动（NREM）睡眠期较清醒时有更频繁发作。多数患儿的智力和运动发育倒退。EEC 显示在异常慢波背景活动上重叠 1.5~2.5Hz 慢-棘慢复合波（见图 7-4）治疗困难，1/3 以上患儿对多种抗癫痫药物无效，是儿童期一种主要的难治性癫痫。

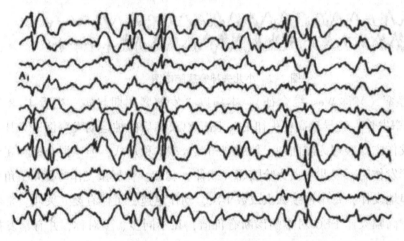

图 7-4 Lennax-Gastaut 综合征

（5）全面性癫痫伴热性惊厥附加征（CEFS+）：近年，国际多数学者建议不再把热性惊厥（FS）诊断为癫痫，但认定为一种儿童时期常见的癫痫综合征 GEFS+。然而，与一般 FS 不同，CEFS+ 患儿 6 岁后继续有频繁的、伴发热或无热的痫性发作，总发作次数超过一般 FS，甚至可达数十次（二至百余次）。小于 3Hz 的慢棘-慢复合波为本病的 EEG 特征。GICFS+ 常有癫痫或 FS 家族史，一个家族中可有多种发作形式，多数仅表现为一般FS，但部分于 6 岁后继续频繁的 FS（强直-阵挛性发作）发作，称为 FS+。

CEFS+ 的发生受遗传因素影响，一些人根据家系分析认定属常染色体显性遗传，由于不完全外照率，导致了临床各种表型。但有学者主张为复杂性多基因遗传，以此解释 GEFSi- 的表型异质性。近年初步锁定本病的两个基因座分别在 19q 和 2q 上。

四、诊断

确立癫痫诊断，应力求弄清以下 3 个问题：①其发作究竟是否为痫性发作；②若系痫性发作，进一步弄清是什么发作类型，抑或属于某一特殊的癫痫综合征；③尽可能明确或推测癫痫发作的病因。

（一）相关病史

1. 发作史。癫痫患儿可无明显异常体征，详细而准确的发作史对诊断特别重要。癫痫发作应具有发作性和重复性这一基本特征。问清楚从先兆、发作起始到发作全过程，有无意识障碍，是局限性还是全身性发作，发作次数及持续时间，有无任何诱因以及与睡眠的关系等。

2. 提示与脑损伤相关的个人与过去史。如围产期异常、运动及智力发育落后、颅脑疾病与外伤史等。

3. 家族病史。癫痫、精神病及遗传代谢病家族史。

（二）体格检查

尤其是与脑部疾患相关的阳性体征，如头围、智力低下、瘫痪、锥体束征或各种神经皮肤综合征等。

（三）辅助检查

癫痫定位检查的方法分为 3 大类，即：①脑电生理检查，如各种 EEG；②脑形态学检查，如 CT、MRI 等；③脑功能显像，如 MAR、DSA、脑代谢显像及脑神经受体显像。

1. 脑电图（EEG）。是诊断癫痫最重要的实验室检查，不仅对癫痫的确诊，而且对临床发作分型和转归分析均有重要价值。EEG 中出现棘波、尖波、棘-慢复合波等痫样放电者，有利癫痫的诊断。多数痫样波的发放是间歇性的，EEC 描记时间越长，异常图形发现率越高。若仅做常规清醒描记，EEG 阳性率不到 40%，加上睡眠等各种诱发试验可增至70%。故一次常规 EEC 检查正常不能排除癫痫的诊断。必要时可进一步做动态脑电图（AEEC）或录像脑电图（VEEG），连续做 24 小时或更长时程记录，可使阳性率提高至80%~85%。若在长时程记录中出现"临床发作"，不仅能获得发作期痫性放电图形，还可弄清楚癫痫波发放的皮层起源区，区分原发与继发性癫痫。实时的观察"临床发作"录像，能更好确认发作类型。若"临床发作"中无癫痫发作 EEG 伴随，癫痫发作的可能性就很小了。

2. 影像学检查。当临床表现或脑电图提示为局灶性发作或局灶-继发全身性发作的患儿，应做颅脑影像学包括 CT、MRI 甚至功能影像学检查。

五、治疗

早期合理的治疗，能使 90% 以上癫痫患儿的发作得到完全或大部分控制，多数患儿可不再复发。家长、学校及社会应树立信心，批驳"癫痫是不治之症"这一错误观念。在帮助患儿接受正规治疗的同时，应安排规律的生活、学习、作息，并注意其安全。

（一）药物治疗

合理使用抗癫痫药物是当前治疗癫痫的主要手段。

1. 早期治疗。反复的癫痫发作将导致新的脑损伤，早期规则治疗者成功率高。但对首次发作轻微，且无其他脑损伤伴随表现者，也可待第二次发作后再用药。抗癫痫药物的使用可参考表7-2。

表 7-2 传统抗癫痫药物与抗癫痫新药

	药物	剂量〔mg/（kg·d）〕	有效血度（μg/ml）	消除半衰期（h）	主要不良反应
传统抗癫痫药物	丙戊酸钠（VPA）	15~40	50~100	11~20	食欲和体重增加、肝功能损害等
	卡马西平（CBZ）	15~30	4~12	8~20	头晕、皮疹、白细胞减少、肝功能损害等
	苯妥英钠（PHT）	3~8	10~20	22	齿龈增生、共济失调、皮疹、白细胞减少
	苯巴比妥（PB）	3~5	20~40	48	多动、注意力不集中、皮疹
	乙琥胺（ESX）	20	40~120	55	胃肠道反应、头痛、白细胞减少
	氯硝基安定（CZP）	0.02~0.2	20~80	20~60	嗜睡、共济失调、流涎、全身松软
	硝基安定（NZP）	0.2~1		8~36	同 C2P

续表

药物		剂量〔mg/（kg·d）〕	有效血度（μg/ml）	消除半衰期（h）	主要不良反应
抗癫痫新药	促肾上腺皮质（ACTH）	25～40			肾上腺皮质功能亢进
	妥泰（托吡酯）	3～6		15	嗜睡、思维慢、食欲减退、体重减低、少汗
	拉莫三嗪（LTG）	5～15	1.5～3.0	20～30	皮疹、嗜睡、头痛、共济失调、胃肠反应
	氨基烯酸（VGR）	40～80		5～6	嗜睡、精神压抑、视野缺失
	奥卡西平（OCBZ）	10～30		8～15	同CBZ，但较CBZ轻

2. 根据发作类型选药。常用药物中，丙戊酸（VPA）与氯硝基安定（CZP）是对大多数发作类型均有效的广谱抗癫痫药；而抗癫痫新药中，主要是妥泰（托吡酯，TPM）和拉莫三嗪（ITG），这两种药物具有较广谱抗癫痫作用（见表7-3）。

表7-3 不同癫痫发作类型的药物选择

发作类型	抗癫痫药物	
	常用抗癫痫药物	抗癫痫新药
强直-阵挛性发作（原发和继发）	VAP、CBZ、PB、PHT、CZP	TPM、LTG
肌阵挛、失张力、强直性或不典型失神发作	VPA、CZP、NZP	TPM、LTG
失神发作	FSM、VPA、CZP	LTG
局灶性发作，继发性引直-阵挛发作	CBZ、VPA、PHT、PB、CZP	TPM
婴儿痉挛	ACTH、CZP、VPA、NZP	VGB、TPM、LTG

3. 单药或联合用药的选择。近3/4的病例仅用一种抗癫痫药物即能控制其发作。对于应用一种药物不能控制者，应考虑选择2～3种作用机理互补的药物联合治疗。

4. 用药剂量个体化。从小剂量开始，依据疗效、患者依从性和药物血浓度逐渐增加并调整剂量，达最大疗效或最大血浓度时为止。一般经5个半衰期服药时间可达该药的稳态血浓度。

5. 长期规则服药以保证稳定血药浓度。一般应在服药后完全不发作2～4年，又经3～6月逐渐减量过程才能停药。婴幼儿期发病、不规则服药、EEG持续异常以及同时合并大脑功能障碍者，停药后复发率高。青春期来临易致癫痫复发、加重，故要避免在这个年龄期减量与停药。

6. 定期复查。密切观察疗效与药物不良反应。除争取持续无临床发作外，至少每年应复查一次常规 EEG 检查。针对所用药物主要副作用，定期监测血常规、血小板计数或肝肾功能。在用药初期、联合用药、病情反复或更换新药时，均应监测药物血浓度。

（二）手术治疗

约有 20%~30% 的患儿对各种抗癫痫药物（AEDS）治疗无效而被称为难治性癫痫，对其中有明确局灶性癫痫发作起源的难治性癫痫，可考虑手术治疗。手术适应证：①难治性癫痫，有缓慢发展的认知障碍及神经功能受损表现；②病灶切除后不致引起难于接受的新病灶；③证实无代谢性疾病；④体检发现有定位及定侧的皮质功能障碍；⑤MRI 定位在一个半球的局部病变；⑥三大常规检查（MRI、PFT、V－EEG）有一致性定侧及定位表现。

近年对儿童难治性癫痫的手术治疗有增多趋势，其中 2/3 因颞叶病灶致癫痫难治而行病灶切除，术后约 60% 发作缓解，36% 有不同程度改善。其他手术方式包括非颚叶皮层区病灶切除术、病变半球切除术以及不切除癫痫灶的替代手术（如胼胝体切断术、软脑膜下皮层横切术）。

手术禁忌证包括：伴有进行性大脑疾病、严重精神智能障碍（IQ<70），或活动性精神病，或术后会导致更严重脑功能障碍的难治性癫痫患者。

（三）癫痫持续状态（ES）的急救处理

1. 尽快控制 ES 发作。立即静脉注射有效而足量的抗癫痫药物，通常首选地西泮，大多在 1~2 分钟内止惊，每次剂量 0.3~0.5mg/kg，一次总量不超过 10mg。原液可不稀释直接静脉推注，速度不超过 1~2mg/min（新生儿 0.2mg/min），必要时 0.5-1 小时后可重复一次，24 小时内可用 2~4 次。静脉注射困难时同样剂量经直肠注入比肌注见效快，5~10 分钟可以止惊。静脉推注中要密切观察有无呼吸抑制。与地西泮同类的有效药物还有劳拉西泮或氯硝西泮。此外，苯妥英钠、苯巴比妥都属于抢救 ES 的第一线药物，其作用各有特色，可单独或联合应用。

2. 支持治疗。主要包括：①生命体征监测，重点注意呼吸循环衰竭或脑疝体征；②保持呼吸道通畅，吸氧，必要时人工机械通气；③监测与矫治血气、血糖、血渗透压及血电解质异常；④防治颅压增高。

第四节　脑性瘫痪

脑性瘫痪（CP）简称脑瘫，自 1843—1862 年间 Little 提出并不断完善了作为 CP 雏形的痉挛性强直概念以来（后称 Little′s 病），CP 的定义变得更为复杂。2006 年中国康复医学会儿童康复专业委员会和中国残疾人康复协会小儿脑瘫康复专业委员会定义 CP 为：自受孕开始至婴儿期非进行性脑损伤和发育缺陷所致的综合征，主要表现为运动障碍及姿势异常。该定义强调了 CP 的脑源性、脑损伤非进行性，症状在婴儿期出现，可有较多并发症，并排除进行性疾病所致的中枢运动障碍及正常儿童暂时性运动发育迟缓。本病并不少见，发达国家患病率在 1‰~3‰间，我国在 2‰左右。脑瘫患儿中男孩多于女孩，男：女在（1.13：1）～（1.57：1）之间。

一、分型与病因

（一）根据临床特点 CP 分为 5 型

1. 痉挛型。最常见，约占全部病例的 50%~60% 主要因锥体系受累，表现为上肢、肘、腕关节屈曲，拇指内收，手紧握拳；下肢内收交叉呈剪刀腿和尖足（见图 7-5）。

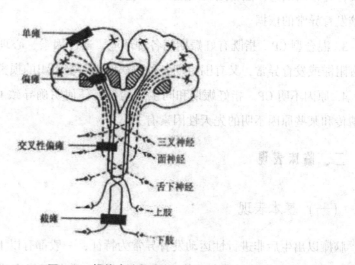

图 7-5　椎体束病损图解

2. 不随意运动型。以锥体外系受损为主，不随意运动增多，表现为手足徐动、舞蹈样动作、肌张力不全、震颤等。

3. 共济失调型。以小脑受损为主。

4. 肌张力低下型。往往是其他类型的过渡形式。

5. 混合型。

（二）根据瘫痪部位（指痉挛型）分为 5 型

1. 单瘫。单个肢体受累。

2. 双瘫。四肢受累，上肢轻，下肢重。

3. 三肢瘫。三个肢体受累。

4. 偏瘫。半侧肢体受累。

5. 四肢瘫。四肢受累，上、下肢受累程度相似。

（三）根据病因病理学分 4 型

1. 脑损伤型 CP。指围生期及生后以脑损伤为主，包括异常妊娠、异常分娩、围生期感染、缺氧、窒息、惊厥、低血糖等导致脑损伤。诊断必备下列条件：即妊娠早、中期胚胎发育无异常；围生期有明显的导致脑损伤的物理、化学或生物学等致病因素；影像学存在脑损伤及损伤后遗症的依据。

2. 脑发育异常型 CP。主要由妊娠早、中期感染或妊娠期间持续存在的各种环境、遗传、心理和社会等因素导致。诊断必备下列条件：孕早、中期持续存在导致神经发育阻滞或发育异常的凶素；围生期无明显导致脑损伤的物理、化学或生物等致病因素；影像学存在脑发育异常的依据。

3. 混合型 CP。指既有妊娠期间各种环境、遗传因素、心理社会因素等导致胚胎神经发育阻滞或发育异常，又有围生期各种致病网子对脑组织的损害。

4. 原因不明 CP。指妊娠期和同生期均没有任何明确导致 CP 的危险因素，此型可能与遗传和某些原因不明的先天性因素有关。

二、临床表现

（一）基本表现

脑瘫以出生后非进行性运动发育异常为特征，一般都有以下 4 种表现：

1. 运动发育落后和瘫痪肢体主动运动减少。患儿不能完成相同年龄正常小儿应有的运动发育进程，包括竖颈、坐、站立、独走等粗大运动以及手指的精细动作。

2. 肌张力异常。因不同临床类型而异，痉挛型表现为肌张力增高；肌张力低下型则表现为瘫痪肢体松软，但仍可引出腱反射；而手足徐动型表现为变异性肌张力不全。

3. 姿势异常。受异常肌张力和原始反射消失等不同情况影响，患儿可出现多种肢体异常姿势，并因此影响其正常运动功能的发挥。体检中将患儿卧位、直立位以及由仰卧牵托成坐位时，即可发现瘫痪肢体的异常姿势和非正常体位。

4. 反射异常。多种原始反射消失延迟。痉挛型脑瘫患儿腱反射活跃，可引出踝阵挛和阳性 Babinski 征。

（二）伴随症状和疾病

作为脑损伤引起的共同表现，一半以上脑瘫患儿可能合并智力低下、听力和语言发育障碍，其他如视力障碍、过度激惹、小头畸形、癫痫等。有的伴随症状如流涎、关节脱位则与脑瘫自身的运动功能障碍相关。

（三）头颅影像学检查

脑发育不全最常见部位以颞叶、额叶及脑室周围多见；脑萎缩、头颅出血、胼胝体发育不良、脑积水等较常见；白质软化、巨脑回、皮质裂等少见。头颅影像学无特异性，且严重程度与脑瘫临床表现的严重程度并不一致，不能仅以头颅影像作为脑瘫治疗效果和预后的评价指标。

近年来，国外学者利用 MRI 技术对脑瘫患儿进行影像学研究，报道其 MRI 异常在 80%~100% 之间。MRI 异常表现与脑瘫类型、病因、出生胎龄等均有密切关系。不随意运动型脑瘫异常率68.2%。早产儿仍以脑室周围 TW2 白质软化（PVL）改变为主，阳性率达87%；而足月儿则以双侧丘脑、壳核和苍白球改变为主，与窒息和黄疸有关，异常率仅有17%。胆红素脑病引起的不随意运动型脑瘫患儿，颅脑 MRI 特征与缺氧性损伤所致者有所不同，前者主要损伤苍白球，后者则主要损伤丘脑和壳核。

三、诊断与鉴别诊断

脑瘫有多种类型，使其临床表现复杂，容易与婴幼儿时期其他神经肌肉性瘫痪相混淆。然而，只要认真问清病史和体格检查，遵循脑瘫的定义，正确确立诊断并不困难。1/2~2/3 的患儿可有头颅 CT、MRI 异常，但正常者不能否定本病的诊断。脑电图可能正常，也可表现异常背景活动，伴有痫性放电波者应注意合并癫痫的可能性。诊断脑瘫同时，须对患儿同时存在的伴随症状和疾病如智力低下、癫痫、语言听力障碍、关节脱位等做出判断，为本病的综合治疗创造条件。

诊断条件：①引起脑瘫的脑损伤为非进行性；②引起运动障碍的病变部位在脑部；③

症状在婴儿期出现；④有时合并智力障碍、癫痫、感知觉障碍及其他异常。

四、治疗

采用损伤、残能、残障的国际分类（ICIDH）和粗大运动功能分类系统（GMFCS）对脑瘫患儿进行评价，运动障碍与肌张力障碍型脑瘫属于中、重度残疾，患儿的移动运动、手功能、言语、社交技能等随意运动都受到不同程度的影响。目前的治疗措施仍以神经发育学治疗为主，以运动康复为主流，兼顾所有受累功能区以及相关障碍。不但应及早进行物理治疗、作业治疗，而且应重视运动、进食技能、语言与言语功能的早期干预。

（一）治疗原则

1. 早期发现和早期治疗。婴儿运动系统正处发育阶段，早期治疗容易取得较好疗效。

2. 促进正常运动发育。抑制异常运动和姿势。

3. 采取综合治疗手段。除针对运动障碍外，同时控制其癫痫发作，以阻止脑损伤的加重。对同时存在的语言障碍、关节脱位、听力障碍等也须同时治疗。

4. 医师指导和家庭训练相结合。以保证患儿得到持之以恒的正确治疗。

（二）主要治疗措施

物理治疗（PT）主要通过制订治疗性训练方案来实施，常用的技术包括：软组织牵拉、抗异常模式的体位性治疗、调整肌张力技术、功能性运动强化训练、肌力和耐力训练、平衡和协调控制、物理因子辅助治疗等。具体治疗方法有作业治疗、支具或矫形器的应用、语言治疗、心理行为治疗、特殊教育。

（三）药物治疗

目前还没发现治疗脑瘫的特效药物，可用小剂量安坦缓解手足徐动症的多动，改善肌张力；注射肉毒毒素 A 可缓解肌肉痉挛，配合物理治疗可治疗痉挛性脑瘫。

（四）手术治疗

主要用于痉挛型，目的是矫正畸形，恢复或改善肌力与肌张力的平衡。

第五节 小儿脑肿瘤

脑肿瘤居小儿时期恶性肿瘤类疾病第二位，仅次于白血病。各年龄均可患病，但5~8岁是本病的发病高峰。颞叶为肿瘤最好发的部位，其次为额叶、顶叶、枕叶，亦可起于视神经和视交叉、下丘脑、丘脑、基底节和脑室等处。常见的发病年龄为2~4岁和7~8岁年龄阶段，男性发病率高于女性。据日本最新统计数字显示，小儿脑肿瘤年龄分布是：小于1岁占4.7%，1~4岁占24.7%，5~9岁占34.1%，10~14岁占35.5%。从好发部位来看，国际小儿神经科学会（ISPN）统计886例小儿脑肿瘤结果为幕上占69%，幕下占31%。

一、病理类型

脑肿瘤有多种病理类型，小儿时期常见以下几种：

（一）胶质细胞瘤

最为常见，包括星形细胞瘤、室管膜瘤和多形性成胶质细胞瘤等。

（二）原始神经外胚层细胞瘤

属于未分化的原胚细胞，包括髓母细胞瘤、成松果体细胞瘤等。

（三）胚胎残余组织形成的颅内肿瘤

如脉络丛乳头状瘤、畸胎瘤、颅咽管瘤、皮样或上皮样囊肿等。

二、临床表现

大多呈慢性或亚急性进行性加重的临床过程。可将其临床表现归类为颅内高压和肿瘤局部灶症状两类。

（一）颅内高压症状和体征

包括头痛、呕吐和视乳头水肿。婴儿不会诉头痛，主要表现前囟饱满、颅缝开裂、头围增大和头颅破壶音。头痛最初为间断性，以后可转为持续性伴阵发性加重，全脑或额、枕部。头痛与呕吐常于清晨更严重，呕吐以后可有头痛的短暂减轻。颅压增高可能引起支配眼球运动的外展、动眼、滑车神经麻痹，导致眼球偏斜和复视。长时间的颅压增高还可致继发性视神经萎缩而出现视力减退。

患儿常同时有血压增高、缓脉、多动、易激惹和精神不振等表现。若有瞳孔不等大或明显意识障碍时，应考虑天幕裂孔疝。若出现呼吸节律不规则和颈项强直，要考虑并发枕骨大孔疝。

（二）肿瘤引起的局灶症状和体征

因肿瘤部位和大小而异。常见有以下几种：

1. 肢体瘫痪。大脑半球肿瘤可引起偏瘫伴锥体束征呈阳性。脑干肿瘤引起交叉瘫，即病变同侧颅神经核性或核下性瘫痪以及对侧肢体核上性麻痹。

2. 癫痫发作。见于大脑半球肿瘤，呈局灶性或全身性发作。

3. 共济失调。步态蹒跚，常伴有眼球震颤，多见于小脑肿瘤。

4. 视力减退和视野缺损。颅咽管瘤等蝶鞍区肿瘤压迫视交叉可致视神经萎缩和视野缺失。

5. 下丘脑和垂体功能障碍。蝶鞍区或第Ⅲ脑室前角处肿瘤可引起生长发育落后、性早熟、尿崩症或肥胖等症状。

三、诊断

小儿出现进行性加重的颅内高压，或相关的局灶性症状体征时，应注意颅内肿瘤的可能性。头颅影像学检查是进一步确诊的关键，电子计算机断层扫描（CT）能帮助大部分患儿明确诊断，但对后颅窝区肿瘤因受颅底骨影重叠干扰，清晰度不如磁共振成像（MRI）。MRI 较 CT 成像更清晰，有鲜明的脑内解剖显示，因而对中线结构和后颅窝病变的诊断优点突出，但对钙化和骨质的显示不如 CT。

CT 平扫，肿瘤的实质部分可呈低密度、等密度或略高密度，囊性部分呈低密度，部分实质性者可见有钙化和坏死改变。增强后实质性者可完全强化、部分强化或不强化；囊性者壁结节明显强化，由肿瘤组织构成的囊壁可强化，而由非肿瘤性胶质组织构成的囊壁增强后一般不强化。T_1加权成像（T1Wl）实质性肿瘤和燧件肿瘤的壁结节及囊壁可呈低或等信号，囊性部分呈低信号；T1 加权成像（T1Wl）呈高信号，囊性部分呈更高信号，而且恶性程度高的星形细胞瘤可伴有出血改变，肿瘤周围的水肿也较重。

小脑星形细胞瘤 CT 扫描呈以下表现。①囊性伴壁结节：囊呈圆形或卵圆形，壁结节 CT 平扫呈等或稍低密度，增强后壁结节呈网形、卵圆形或呈斑块状姐化；囊壁平扫呈稍高或等密度，囊壁由非肿瘤性胶质组织和被压的小脑组织构成，增强后无强化。②实质性：约占 17%~40%。CT 平扫肿瘤呈等或稍低密度，增强后多不规则团块状强化，肿瘤内可伴有小的囊变或坏死灶。③假囊性伴壁结节：增强后壁结节和囊壁均强化。该型多由实质性坏死而来，囊壁由肿瘤组织构成。该型约占 21%。④假装性：由实质性坏死而来，无明确壁结节。该型约占 16%。CT 平扫囊性部分里低密度，囊壁呈等或稍高密度，增强后呈不规则环状强化，部分囊腔可呈多囊状。MRI 检查小脑星形细胞瘤于 T_1W_1。呈低信号，T_2W_2 呈高信号。

其他检查。①头颅 X 射线平片：可了解有无颅缝分离、颅板指压迹等颅压增高征。还可见到肿瘤钙化斑或蝶鞍区扩大等。②腰椎穿刺：主要用于和颅内感染性疾病的鉴别。但对颅压显著增高者有诱发脑疝危险，应先适当降低颅内压后再考虑腰椎穿刺。

四、治疗

小儿颅内肿瘤以手术切除为主，对多数肿瘤，术后可辅以放射治疗和化学治疗。

（一）手术治疗

治疗原则包括：尽可能全部切除肿瘤；保证术后能缓解颅内高压；手术应解除或至少部分解除对重要神经结构的压迫；对不能全切者，尽可能做到最大限度地切除肿瘤，以解除对颅内重要结构的压迫，包括恢复正常脑脊液循环，缓解颅内高压等，同时为后期放疗、化疗创造条件；对切除的肿瘤进行病理学诊断。

（二）放射治疗

是手术以后的常规辅助治疗，主要用于手术无法全切或术后复发者。

（三）化学治疗

原则上用于恶性肿瘤术后，与放疗协同进行。也用于恶性肿瘤复发者的治疗。

第六节 进行性肌营养不良

进行性肌营养不良（PMD）是一组遗传性肌肉变性病，临床以缓慢进行性加重的对称性肌无力和肌萎缩为特征，可累及肢体和头面部肌肉，少数可累及心肌。根据遗传方式、发病年龄、萎缩肌肉的分布、有无假性肥大、病程及预后，可分为不同临床类型。包括假肥大型（Duchenne 型和 Becker 型）、肢带型、面肩肱型、远端型、眼肌型、眼咽型等多种类型，多有家族史。

一、诊断

（一）病史

有家族遗传史。

（二）临床表现

多为男性患病，起病多在3~5岁。运动发育迟缓，行走缓慢，呈"鸭步"态，不能维持直立姿势，易跌倒。下肢近端肌群受累最重，上楼困难，蹲下后难站起。自仰卧位起立时须先翻呈俯卧位，而用双手支撑下肢，逐渐伸直躯干而勉强站立，称Gower征。假性肌肥大多见于腓肠肌。肩胛带肌群受累出现"翼状肩胛"，面肌受累呈"肌性面容"，吞咽肌受累有吞咽、呼吸、语言困难，部分有心肌病变。晚期严重肌萎缩主要见于四肢近端和躯干，同时有关节挛缩。脊柱前弯，膝反射消失，皮肤知觉正常，智商较低。按照典型的遗传形式和主要临床表现，可将肌营养不良症分为下列类型。

1. 假性肌肥大型（Duchenne型）。为性连锁隐性遗传，最常见。肌无力从下肢开始，继而波及上肢乃至全身。3岁左右起病；4岁时已有典型"鸭步"；5岁后Gower征呈阳性并腓肠肌假性肥大；8岁后出现肌挛缩逐渐完全不能行走；晚期全身消瘦，卧床不起，常因心肺功能障碍死亡，平均14~18岁死亡，少数能达20余岁。

2. Becker型。为连锁隐性遗传，起病年龄稍晚，学龄期发病。可先出现腓肠肌假性肥大数年，然后才有其他症状。病情发展较缓慢，多数于20~30岁尚能行走，对寿命影响不大。

3. 肢带型。为常染色体隐性遗传或显性遗传，又称肩-肱型。以10~30岁起病较常见。临床上首先影响骨盆带或肩胛带而致上楼困难或举臂不能过肩。少数可有腓肠肌假性肥大。不侵犯面肌。

4. 颜面-肩-肱型。常染色体显性遗传，成人中常见此型。青春期起病，首先影响面部和肩胛带肌肉，病程进展缓慢，肢体远端一般不受累。

5. 眼肌型。为常染色体显性遗传，可于任何年龄发病。临床表现以眼睑下垂为首发症状，以后逐渐出现全部眼外肌麻痹，多为双侧对称性，故复视与斜视很少见。也可合并面肌、颈肌及肢带近端肌群受累。

6. 远端型。为常染色体显性遗传，2岁以内发病，早期以肢体远端受累为主，肌萎缩明显。手指伸肌受累严重，下肢远端受累较重时则出现足下垂，有时也可累及肢体近端肌

群，一般到 18 岁后停止进展。

7. 肌强直性肌营养不良。常染色体显性遗传。临床表现为双手、前臂、小腿肌肉强直、肌痛和无力，叩击肌肉后出现肌肉强直而不易松弛。常有手足下垂、面部表情呆滞或强笑面容。有时合并有白内障、心功能不全等。

（三）辅助检查

1. 肌电图。呈肌原性损害，表现为收缩时平均动作电位幅度减低。间歇期缩短。多相电位中度增高，心电图有心肌病变表现。

2. 血清酶学检查。肌酸磷酸激酶（CPK）是本病诊断最敏感的指标。正常时在 50U 以下。在本病进展期显著升高，甚至达数百至 1000U 以上。假性肥大型此酶活性升高最为明显。血清醛缩酶、谷草转氨酶与乳酸脱氢酶、丙酮酸激酶等活性均有增高，可协助诊断。

3. 肌组织活检。肌肉颜色异常呈黄色或淡灰红色。镜下可见肌纤维减少、变性，横纹消失或伴玻璃样变以及结缔组织、脂肪组织增生等。

4. 基因诊断。可在产前、发病前即对携带者做出确诊。

（四）诊断标准

1. 主症：缓慢进行性的、对称性肢体近端肌萎缩和无力，呈翼状肩胛、"鸭步"、肌病面容或假性肥大等征象，但无肌肉压痛。Gower 征呈阳性。

2. 多在儿童和青少年期发病，常有家族遗传史。

3. 尿肌酸增加，肌酐减少，血清肌酸磷酸激酶和乳酸脱氢酶等增高，血和尿肌红蛋白增高。

4. 肌电图：可见自发电活动增多，轻收缩时显示多相波明显增多，电位时限缩短，波幅降低，并有病理干扰相。

5. 肌肉活检：可见肌纤维肿胀或萎缩、变性，大量脂肪和结缔组织增生。

二、治疗

（一）一般治疗

1. 合理饮食。应给予高动物蛋白、适量糖类和低脂肪饮食。

2. 防治继发感染。由于肌肉无力、活动减少，本病极易继发感染，以呼吸道感染最为常见，晚期病例尤为突出。应鼓励病人活动，对卧床不起者注意加强护理，防止出现褥疮。已发生继发感染者应积极给予有针对性的治疗。

3. 体疗与理疗。适当的体育锻炼，充分的被动运动及推拿、按摩等措施虽不能治愈本病，但能够延缓病程的进展，防止关节挛缩。

（二）药物治疗

1. 非特异性营养药。ATP、辅酶 I、DNA、维生素 E。

2. 别嘌醇。据报道对相当病例有效。用法：4mg/（kg·d），3 个月为 1 个疗程。

3. 加兰他敏。0.05~0.1mg/（kg·d），肌内注射。每疗程 20 天，可酌情用 1~2 个疗程。

4. 胰岛素葡萄糖治疗。皮下注射胰岛素，第 1 周 4U/d，第 2 周 8U/d，第 3 周 12U/d，第 4 周 16U/d。于每日清晨注射胰岛素后 1 小时内口服葡萄糖 50~100g。有效者可间隔 2~3 个月后重复治疗 1 个疗程。

（三）手术矫形

晚期病例已发生跟腱挛缩而加重行走困难者，可行跟腱延长术；对只能取坐位的病人应给予脊柱支架，以推迟脊柱畸形的发生。

（四）肌细胞移植

近年来已开展了将免疫相容的供体肌原细胞移植到患儿的研究，即将肌原细胞注射到患儿的胫前肌、肱二头肌等，注射数月后，患儿肌力有不同程度的增加。

第七节　重症肌无力

重症肌无力（MG）是神经肌肉接头间传递功能障碍所致的慢性疾病，与其自身的免疫异常有关，所以又认为是一种自身免疫疾病，患病者轻则眼睑下垂、复视或斜视，眼球转动不灵；重则四肢无力，合身倦怠，颈软头倾，吞咽困难，饮水反呛，咀嚼无力，呼吸气短，语言障碍不清，生活不能自理，甚至呼吸困难发生危象。

一、诊断

（一）病史

与遗传因素、免疫功能异常等因素有关。

（二）临床表现

1. 症状。如：①眼睑下垂，晨轻晚重，眼睑下垂多伴有复视、斜视、视物不清，眼睛闭合不全，眼球活动受限；②四肢无力，难以连续高举双臂或难以连续蹲下与站起，或难以连续握拳与舒展开，故生理功能下降；③颈软抬头无力或咀嚼无力，呼吸气短、无力，吞咽不顺利等症状互相关联，而吞咽困难与之相关的症状有发音不清，声音嘶哑，饮水呛咳，咀嚼无力等。

2. 体征。眼外肌麻痹、肢体肌耐力减弱，疲劳试验呈阳性，对受累肌肉反复做同一动作或连续叩击某一反射，可见反应逐渐减弱或消失。

3. 儿童重症肌无力（MG）分型。

（1）少年型重症肌无力（JMG）：临床最常见，除发病年龄不同外，与成人 MG 病理及发病机制均相同。起病多在 2 岁以后，最小年龄 6 个月，平均年龄 3 岁。女多于男。肌无力特点为休息后好转，重复用力则加重，并有晨轻暮重现象。JMC 分为以下几种：①眼肌型，最多见，患儿仅表现眼外肌受累症状，而无其他肌群受累的临床和电生理表现。首发症状是单侧或双侧上睑下垂，可伴眼球活动障碍，从而引起复视、斜视。重症者双眼几乎不动。②全身型，躯干及四肢受累，可伴眼外肌或球肌麻痹。轻者步行或上阶梯极易疲劳，重症者肢体无运动功能，常有呼吸肌及球肌麻痹。患儿腱反射多减弱或消失，无肌纤颤及明显肌萎缩，感觉正常。③脑干型，有明显吞咽、咀嚼及言语障碍，除伴眼外肌受累外，无躯干及肢体受累。

（2）新生儿暂时性重症肌无力：患重症肌无力母亲所生新生儿约 1/7 患本病。母亲的乙酰胆碱受体抗体（AchR-Ab）通过血-胎盘屏障进入胎儿血循环，作用于新生儿神经肌肉接头处 AchR 而表现为临床特征。患儿出生后数小时至 3 天内，出现全身肌张力低下、哭声弱，吸吮、吞咽、呼吸均显困难，腱反射减弱或消失；患儿很少有眼外肌麻痹。如未注意家族史，易与围生期脑损伤、肌无力综合征等相混淆。肌内注射甲基硫酸新斯的明后，症状明显减轻。重复神经刺激（RNS）检测对确诊有重要意义。患儿血中 AchR-Ab 可增高。轻症可自行缓解，2~4 周内完全恢复。重症者如不治疗，可在数小时内死于呼吸衰竭。

（3）先天性重症肌无力（CMG）：发生于母亲未患重症肌无力所娩出的新生儿或小婴儿。血中无 AchR-Ab，常有阳性家族史。患儿在宫内胎动减少，出生后表现肌无力，哭声微弱，喂养困难。双上睑下垂，眼球活动受限。早期症状并不严重，故确诊较困难。少数患儿可有呼吸肌受累。病程一般较长，对胆碱酯酶抑制药有效，但对眼外肌麻痹效果较差。CMC 主要有凹种缺陷即乙酰胆碱合成缺陷、乙酰胆碱释放障碍、胆碱酯酶缺乏、终板 AchR 缺陷。

（三）辅助检查

1. 新斯的明试验：是目前诊断重症肌无力的最简单方法。新斯的明，每次 0.04mg/kg，肌肉注射。新生儿 0.1~0.15mg，儿童常用量 0.25~0.5mg，最大量不超过 1mg。观察 30 分钟，肌力改善为阳性。一旦发现新斯的明的毒蕈碱样反应，可肌内注射阿托品 0.5~1mg。

2. 免疫功能检查：可有异常。

3. 血清胆碱酯酶、免疫球蛋白、乙酰胆碱受体抗体效价测定升高。

4. 胸部 X 线片或 CT 检查：可有胸腺肿大或肿瘤。

5. 心电图可有异常。

6. 电生理检查：感应电持续刺激受累肌肉反应迅速消失。EMG 重复频率刺激，低频刺激有波幅递减，高频刺激有波幅递增现象，如递减超过起始波幅10%或递增超过50%为阳性。肌电图检查是诊断重症肌无力的重要依据，尤其是延髓型，不以眼睑下垂为首发症状的患者，新斯的明无法观察眼睑的变化，因此进行肌电图检查十分必要。

（四）诊断标准

1. 受累骨骼肌无力，朝轻暮重。

2. 肌疲劳试验呈阳性。

3. 药物试验呈阳性：新斯的明，每次 0.04mg/kg，肌内注射。新生儿 0.1~0.15mg，儿童常用量 0.25~0.5mg，最大量不超过 1mg。观察 30 分钟，肌力改善为阳性。

4. 肌电图重复电刺激：低频刺激（通常用 3Hz）肌肉动作电位幅度很快地递减 10% 以上为阳性。

5. 血清抗乙酰胆碱抗体呈阳性。

6. 单纤维肌电图：可见兴奋传导延长或阻滞，相邻电位时间差（Jitter）值延长。

以上 6 项标准中，第 1 项为必备条件，其余 5 项为参考条件，必备条件加参考条件中的任何一项即可诊断。

二、治疗

（一）抗胆碱酯酶（ChE）药物

1. 新斯的明。如：①溴化新斯的明，5 岁以内 0.5mg/（kg·d），5 岁以上 0.25mg/（kg·d），每 4 小时 1 次，逐渐加量，一旦出现不良反应则停止加量。10~20 分钟生效，持续 3~4 小时，极量为 0.1g/d。作用时间短，胃肠道不良反应明显。②甲基硫酸新斯的明，每岁 0.05~0.1mg 或每次 0.0125mg/kg，皮下注射、肌内注射、静脉滴注。作用较迅速，但持续时间短（2~3 小时）。一般用于诊断和急救。

2. 溴吡斯的明（毗啶斯的明）。化学结构类似新斯的明，但毒性仅为其 1/8~1/4，治疗量与中毒蛰距离大，作用时间 3.5~4.5 小时。且对延髓支配肌、眼肌的疗效比新斯的明强。新生儿每次 5mg，婴幼儿每次 10~15mg，年长儿 20~30mg，最大量每次不超过 60mg，每日 3~4 次。根据症状控制需求及有无不良反应，适当增减每次剂量及间隔时间。

3. 依酚氯铵（腾喜龙）。0.2mg/（kg·d），静脉注射，先注射 1/5 量，如无反应再注射余量。20~30 秒发生作用，持续 2~4 分钟。仅用于诊断及确定危象的性质。

（二）免疫治疗

1. 胸腺摘除术。术后有效率（完全缓解与好转）44%~90%。特别对非胸腺瘤术后缓解好转率较高；但 75%~80% 胸腺瘤可恶变，仍应尽早切除。对 15 岁以上的全身型 MG，胸腺摘除术是常规治疗方法，术后继续用泼尼松 1 年。有胸腺瘤者可静脉滴注地塞米松或环磷酰胺后进行手术切除，但疗效比胸腺增生和正常者差，术后须进行放射治疗和长期免疫抑制药治疗。无胸腺瘤的眼肌型 MG，即使肢体肌电图（EM）呈阳性，也非胸腺切除术适应证。

2. 激素疗法。激素疗法的适应证为：①病程在 1 年以内各型 MG；②单纯用抗 ChE 药物不能控制 MG；③单纯眼肌型 MG；④已行胸腺摘除术，但疗效不佳或恶化的 MC；⑤ MC 胸腺摘除术术前准备。

（1）泼尼松长期维持疗法：泼尼松 1~2mg/（kg·d）小剂量开始逐渐增加，症状明显缓解后，持续服用 8~12 周后逐渐减量，至每日或隔日顿服，总疗程 2 年。

（2）大剂量甲泼尼龙冲击疗法：甲泼尼龙 20mg/（kg·d），静脉滴注 3 天；再以泼尼松维持治疗。其优点是起效时间和达最佳疗效时间比泼尼松长期维持疗法短。适用于肌无力危象，胸腺摘除术前准备。应有气管切开和辅助呼吸的准备。如病情严重，应服用大剂量抗 ChE 药物，在开始大剂量激素治疗时适当减少抗 ChE 药剂量，以减少一过性肌无力加重现象。

3. 其他免疫抑制疗法。如：①环磷酰胺，2mg/（kg·d）分 2 次服用。多半于 2 个月内见效，有效率为 73%。EMG 证明治疗有效。应注意白细胞减少、出血性膀胱炎、口腔炎、恶心、呕吐、皮疹和脱发等不良反应，疗程不超过 12 周，以免损伤性腺。②嘌呤拮抗药，6-巯基嘌呤 1.5mg/（kg·d），分 1~3 次。硫唑嘌呤 1.5~3mg/（kg·d），分 2 次；③环孢素（环孢霉素 A），5mg/kg·d），8N16 周后增至 10mg/（kg·d），分 2 次服。4 周见效，8~12 周明显改善。④血浆置换法，去除 Ach 受体抗体，见效快，显效率几乎是 100%，但疗效持续短，价格昂贵，仅用于重症。不良反应有低血压、出血和电解质紊乱。⑤大剂量静脉注射丙种球蛋白，0.4~0.6g/（kg·d）静脉滴注，4~6 小时输完，连续 5 天为 1 个疗程。急性或复发病例有效率 75%~100%。显效较快，绝大多数在 3~10 天见效，最短者次日即见效；缓解后维持 20~120 天，大多 40~60 天。间断 3~4 周重复用药，可能有更长的缓解期。因价格昂贵，主要用于 MG 危象，或其他治疗无效者。

（三）辅助性药物。

（1）氯化钾片剂或 10% 氯化钾溶液：2~3g/d，分 2~3 次。

（2）螺旋内酯胶囊：2mg/（kg·d），分 2~4 次。

（3）麻黄碱片剂：每次 0.5~1.0mg/kg，一天 3 次。

（四）换血疗法

对新生儿一过性肌无力有呼吸困难者可考虑换血疗法。

（五）肌无力危象与胆碱能危象的处理

各种危象发生时，首要的抢救措施是设法保持呼吸道通畅，必须时气管切开辅以人工辅助呼吸。同时根据危象的类型予以处理，如为肌无力危象须用新斯的明 1mg 肌内注射或静脉滴注，然后在依酚氯铵（腾喜龙）试验的监护下每隔半小时注射 0.5mg，至病情好转后改为口服。如考虑为胆碱能危象，立即停服抗胆碱酯酶药物，并静脉注射阿托品直至症状消失，以后在依酚氯铵试验呈阳性后再慎用抗胆碱酯酶药。